針《は》師《りし》のお守り

針灸よもやま話

浅川 要 著

中医臨床新書

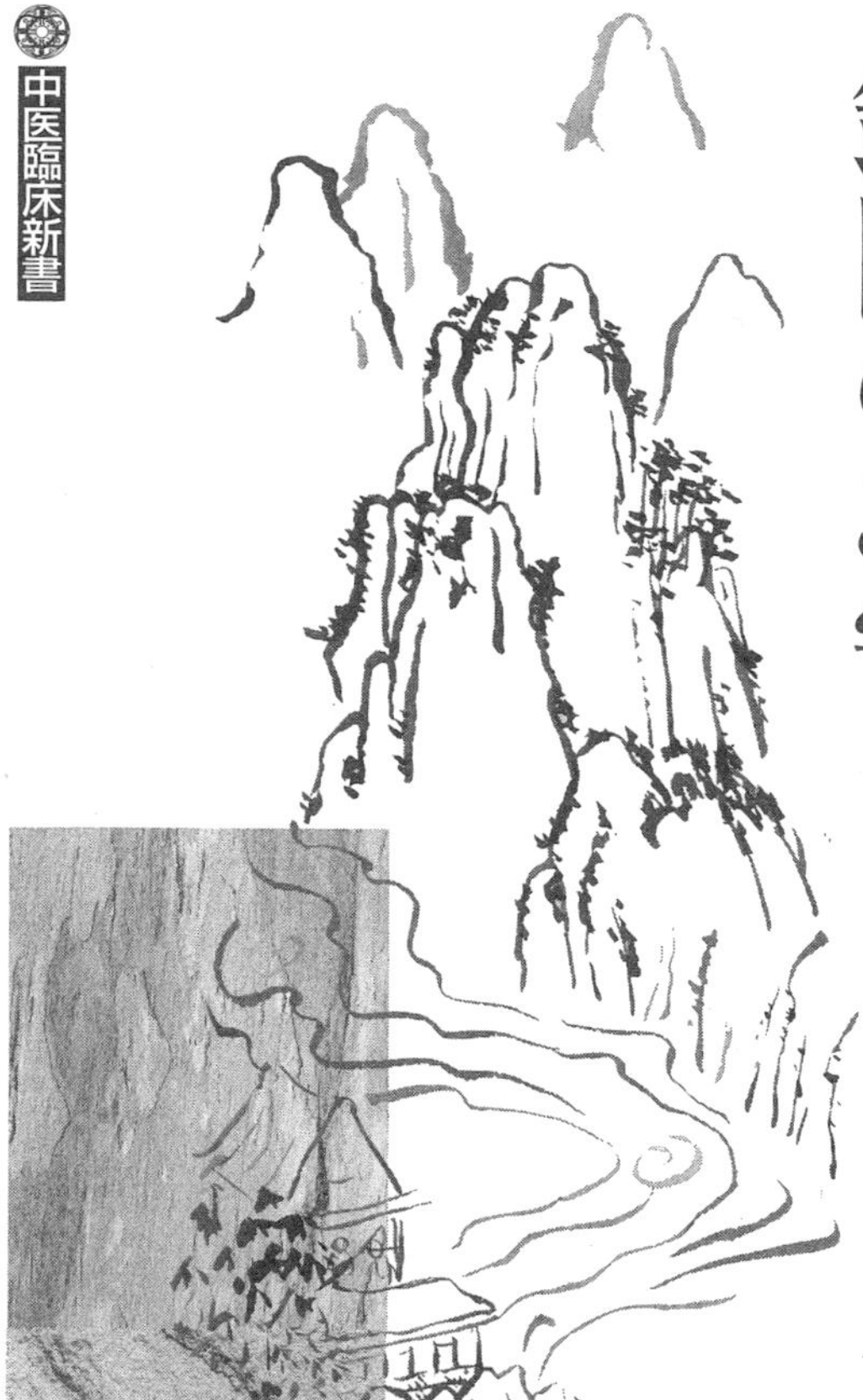

編集　谷田　伸治

まえがき

浅川　要

本書は過去十数年にわたって、雑誌『中医臨床』に掲載してきた「針灸よもやま話」を『中医臨床』創刊二十周年を期して、一冊にまとめたものである。

「針灸よもやま話」は『中医臨床』の埋草的なものとして、とかく理論的で堅くなりがちな誌面に対し、新聞の四コマ漫画のように一片の清涼剤にでもなればと思って書きはじめたものである。字数はなるべく一ページ（一五〇〇字前後）に納まる程度とし、その時々に思いついたテーマに対し、かなりくだけた表現と内容で論を展開している。

文章自体は稚拙であっても、本書の内容は誰かの模倣ではなく、すべて筆者のオリジナリティであることを自負している。したがって、針灸理論の一般常識とはかけ離れた持論が展開されている部分もあるが、本書を一読していただければ、そこに筆者の針灸師としての視点をご理解いただけるものと推察する。

本書の上梓にあたっては、内容別に分類する意見も寄せられたが、内容に分量がなく、系統だっているわけでもないので、筆者の意向で『中医臨床』の掲載順とした。読者諸氏が目次から面白そうな所を選んで、アトランダムに読んでいただければ、それで十分である。

本書に登場する石山淳一先生と稲垣源四郎先生が筆者と同じ高校（市立一中＝都立九段高校）の卒業生であることを後日、知った。不思議なご縁である。

二〇〇〇年三月末日　東京白山にて

目次

針灸よもやま話

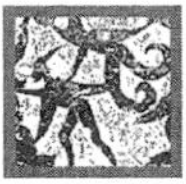

無病と長寿を目ざした針灸

古来、人間は無病で長寿であることを願って、種々の健康法をあみだしたが、針灸、とくに灸法もその一助としての役割りをになってきた。中国歴代の医学文献には、予防と保健のための灸法が数多く登場する。それは当世中国流の言い方をすれば、何千年にもわたる無数の人々の疾病に対する闘争の経験によって裏打ちされた貴重な遺産であり、今日でも依然として、傾聴すべき価値を有するものである。次にその代表的なものをいくつかひろってみよう。

唐代の孫思邈が著した『千金方』には、「呉〔江浙〕や蜀〔四川〕の地方に旅行したり赴任する時には、体の二～三ヵ所に灸をすえるとよい。そうすれば瘴癘《しょうれい》や温瘧《おんぎゃく》の毒は体の中に入ってこない。したがって呉や蜀の人は広く灸を行なっている。もし健康に過ごそうと思うなら、足三里の灸瘡を絶《たや》してはならない」とあり、灸が疾病の予防に役立つこと、とりわけ足三里穴はその作用が際だっていることが記されている。

宋代を生きた竇材《とうざい》は『扁鵲心書』一書をしたためたが、その中で彼は養生灸について自らの経験を通して次のように語っている。「私は五十歳から関元穴に五百壮灸をすえ、保健延寿丹を服用するようになり、それによって次第に健康になり、食もすすむようになってきた。六十三歳の時、思い悩み怒ったことから死脈が現れるようになり、右手の寸部が十九回に一回止まるようになったが、関元、命門〔食竇穴の別名〕に各五百壮灸をすえたところ、五十日後には死脈が消えた。毎年このように灸をすえ、年老いた今日でも元気である」と。そこで彼は「無病の時でも常々、関元、気海、命門、中脘に灸をすえるとよい。そうすれば長命とはいかなくとも百歳余りの命を保つことは可能である」と唱えた。彼は「脾は五臓の母であり、腎は一身の根」という認識に立って、関元、命門などへの灸で腎気を補い、脾気を固めることができれば無病に過ごすことができると考えたのである。

宋代の張杲《ちょうこう》撰『医説』には「もし健康であろうと思うなら、丹田〔関元もしくは気海〕と三里にいつも灸をすえるべきである」とあり、宋代の王執中も同様のことを主張している（『針灸資生経』巻三）。

下って明代の高武撰『針灸聚英』には「無病の時にあらかじめ針灸を行うことを逆という」として、針灸で体質を壮健にし、病気にならないようにすることが記されている。

明代、汪機の『針灸問対』では上述の張杲や王執中の丹田、三里のツボの組み合わせをかえて、丹田のかわりに労瘵などに用いる膏肓穴を加え、「もし健康であろうと思うなら膏肓と足三里の灸瘡を絶やしてはならない」とした。

このように、中国歴代の医書に登場する針灸養生法は、圧倒的に灸を用い、そのツボは主に後天の本である脾胃を健やかにする足三里、食竇、中脘、神闕、腎陽を補う気海、関元、腎気を補う命門、腎兪などである。

日本でも中近世に灸治や養生灸が盛んに行われたことが、江戸時代の随筆集などによって如実にうかがい知ることができる。松尾芭蕉『奥の細道』の冒頭部分の一節に、足三里に灸をすえて旅に出ることが記されているのは、周知のことであるが、貝原益軒『養生訓』巻八の針と灸の記述では、灸について多くの紙面をさき、「火気をかりて陽をたすけ、元気を補うと陽気が発生して強くなり、脾胃がととのって食が進み、気血がめぐって飲食がとどこおらなくなり、陰邪が去る」と、その効用を宣揚している。そのほか津村淙庵『譚海』の「中気にならぬ灸、毎年六月朔日、芝口新橋ふたば町大黒屋惣兵衛と云者の方にて山田喜右衛門と云人すうる也。……」とか、根岸鎮衛『耳嚢』の「ぜんそく灸にて癒し事」など、江戸時代の文献には針灸にまつわる話が数多く登場する。

文久二年（一八六二年）刊行の暁晴翁『雲錦随筆』には、元禄十一年（一六九七年）の永代橋の渡り初めに、一七四歳の長寿の故に招かれた三河国の万兵衛が、その秘訣を聞かれたところ、毎月の月はじめの八日間、足三里穴に連続して灸をすえるだけだ、と答えたと記されている。元禄と文久ではそうとう年代的隔たりがあるが、いずれにしろ江戸時代、足三里穴などへの灸が健康維持のために庶民レベルで広く行われていたことを物語るものである。そのことは代田文誌『針灸真髄』に「(足三里への灸は）長生きの灸として古来、尊重された、八日灸として毎月はじめ八日ずつ、この穴に灸することが古来、民間のならわしとなっている」とあることからも証明される。

さて、日本の中近世に、なぜ灸治療とくに養生灸が、おそらく灸をしていないものは誰一人としていないといっても過言でないほど、隆盛を極めたのであろうか。簡便であること、廉価であること、安全かつ有効であること、治療範囲が広いことなど、その利点をいくつか挙げることはできるが、何よりも江戸時代の医療が庶民とはほとんど無縁であったことが考えられる。徒歩《かち》医者ですら一回の診療費は一服につき銀二分といった金銭であがなわれ、まして乗物医者などといえば、一度の病気に庶民の全財産をもってしてもその代価に匹敵するのがおぼつかないほどであり、「生薬屋、女衒《ぜげん》のそばで五両取り」といったブラックユーモア的現実の中で、自分の体を自分で守り治す灸治療は、治療のてだてが皆無に等しい庶民にとっては、一種の宗教性をも帯びた保健・治療法であったのであろう。

では、養生灸の有効性は江戸時代、どの程度のものであったろうか。

江戸時代の平均死亡年令は二十八歳と言われている。例えば、最も恵れた環境にあった十一代将軍家斉の五十五人の子女ですら、十五歳以上まで生きたのが二十一人、四十歳を越えた者は七人であった。まして一般の人々では、その生存がさらに難しいことは容易に想像できる。こうした事実によって、養生灸がはたしてどれほどの効果をもつものであるのか、疑問を呈するむきもあると思われるが、生存のための他の諸条件が欠落している江戸時代の歴史的事実をふまえた時、独り養生灸のみにその責を負わせることは当然できないことである。幕藩体制といった封建制度の中にあって、平時においてもほとんどの日本人が貧弱な食生活による慢性的栄養失調の状態にあったという。ましていったん飢饉や疫病の流行がおこると、その命はひとたまりもなく消しとんでしまう。さらに劣悪な衛生環境や過酷な収奪など、江戸時代の日本は、庶民が長寿になる条件をほとんど備えていなかったといってもよいであろう。こうした外的条件の中で、人々は何とか無病に過ごしたいといった願いをこめて養生灸をすえたのではないだろうか。したがって、どの程度の効果があるにせよ、よしんばほとんど効果がないとしても、養生灸は江戸時代の庶民にとって健康を自らの手におさめる上で、かけがいのない財産であったのである。

以上、述べてきた江戸時代の養生灸の経験は、我々に何を語りかけているのであろうか。それはポパイのほうれんそう的養生灸などありえないという、きわめてあたりまえの事実である。

『素問』上古天真論にいう。

「古代の人々は養生の道理を知っている。彼らは日常の一切の行動が大自然の変化の法則にのっとっており、大自然の変化にいつも適応させている。彼らはまた日常生活を調養精気の法で調和させ飲食は節度があり、生活は一定で、過度に働きすぎないので、形体も精神も充実している。だから百歳以上の寿命をまっとうできるのである」

要するに、養生灸とは日常生活をどのように過ごすのかの検討をぬきにしては語ることができない。そして、その検討によって日常生活を変えることが可能であれば、養生灸にはじめて客観的評価を下すことができよう。したがって養生灸の真価が問われるのは今、そしてこれからである。

◆参考文献

(一) 鍼灸真髄　代田文誌　医道の日本社
(二) 鍼灸重宝記　本郷正豊　医道の日本社
(三) 貝原益軒（世界の名著）　中央公論社
(四) 近世病草紙　立川昭二　平凡社
(五) 日本の医療史　酒井シズ　東京書籍
(六) 日本庶民生活史料集成　三一書房

エビか　カエルか？

ある出版社のK氏から脈診における蝦游《かゆう》の脈（七怪脈の一つ）の蝦とはエビなのか、それともカエルなのか電話で問い合わせがあった。あやふやに確かエビが水中で急に腰をまげて泳ぐさまを「蝦游」と形容したのではとその場は答えたが、そういえば十数年前、小生が針灸学校で習った教科書にはカエルとしてあったなと思い出し、ほこりをかぶった教科書を引っぱり出してみたところ「蛙が水面に顔を出したり沈ませたりする時の形容」（『針灸実技書』呉竹学園編）とある。そこで本格的に調べてみた。

『中国医学大辞典』にはこう記されている。「怪脈之一。謂其冉冉来。忽然一躍如蝦也。見此者為大腸絶」（蝦游の脈は怪脈の一つで、ゆっくり来て突然、蝦のように一躍するのを言う。これが現われた場合は大腸の気の絶したことを示す）。そして同書では「蝦」は

「鰕」と同義語とする。『大漢和辞典』では確かに「蝦」はエビ・カエルの両方の意味を記しているが、「鰕」の意味はエビだけである。してみるとこの蝦は明らかにエビである。では脈診の原典たる『脈経』（晋・王叔和撰）は一体どのように記しているのだろうか。

『脈経』巻五・扁鵲診諸反逆死脈要訣第五に蝦游の脈が登場する。

「脈困病人脈如蝦之游如魚之翔者死」（脈困《みだ》れ　病人の脈　蝦の游するが如く魚の翔するが如き者　死）

そしてその古注は次の通りである。

「蝦游者。苒苒而起。尋復退没不知所在。久乃復起。起輒遅而没去速者。是也」（蝦游なる者、苒苒《ぜんぜん》として起す。尋ねれば復た退没して在る所を知らず。久しくして復た起す。起は輒《すなわ》ち遅くして没去は速き者、是なり）

この意味は「蝦游の脈とは、ゆっくり浮んできてすぐにまた消えて、その所在がわからなくなり、久しくまつとまた浮かんでくるが、その浮かび方は往々ゆっくりで、消え方はすばやい脈」である。ここでは「起」を李中梓（明）の『診家正眼』を参考にして浮かぶと解したが、それが水面から顔を出すことなのかどうかは不明である。

さて、これだけの資料を並べてみるとやはりエビと理解した方が無難と思われるが、いつとはなしに水面にゆっくり浮んで顔を出し、忽然と消える様さえおさえておけば、カエルでもよさそうである。

あなたはどちらに組しますか、エビ派、それともカエル派?

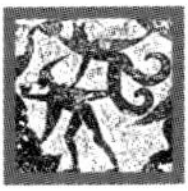

水中に坐するが如し

先日、杏林大学医学部講師で『中医臨床』誌にも毎号執筆されている石山淳一先生からお手紙を頂戴した。その趣旨は、『難経解説』(東洋学術出版社刊、原本は南京中医学院医経教研組編著『難経訳釈』)の拙訳部分第二十九難の帯脈の病候において、「帯脈の病では腹部が脹満し、腰部は弛緩して力が入らず、水の中に坐っているような寒気を覚える」と訳出しているが、「水中に坐するが如しは冷めたさをいい表わす文ではなく、腰に力が入らなくなって、水中で坐ろうとしても浮力があるためふわーっと体が浮いて腰が定まらない、即ち水の中で坐ろうとしてもふわーっとふらついている感じがするという意味であって、水中に坐す冷めたさを表現している文ではないと思うのですが如何でしょうか」というものであった。

二十九難の原文は「帯之為病、腹満、腰溶溶若坐水中」（帯の病為るや、腹満ち、腰溶溶として水中に坐するがごとし）である。これに対し『難経訳釈』では「帯脈為病、腹部脹満、腰部弛散無力、有畏寒感覚、如坐在水中的様子」と解説している。この一文から見ると、『難経訳釈』の執筆者たちは「水中に坐するが如し」の一節に、腰が冷える、寒気を覚えるといった冷えの感覚を認識していることが明らかである。

では、難経の歴代の注釈はどのようなものであろうか。代表的な注釈本である『難経本義』（元末明初・滑伯仁撰）は、「帯脈回身一周、故病状如是溶溶無力貌」（帯脈は身を回りて一周す。故に病状はかくの如く溶溶として無力の貌）とし、同じく『難経集註』（宋代・王惟一撰）では、「呂曰……病則其腹緩故令腰溶溶也、丁曰……病則腰溶溶也」（呂曰く……病めば則ちその腹は緩む。故に腰をして溶溶せしむなり）と記している。この二冊の注釈本ではいずれも石山先生が御指摘のように腰に力が入らないたとえとして「水中に坐するが如し」を理解しているようである。

そこでさらに、現在の中国の中医学界では「水中に坐するが如き」帯脈の病候についてどのようにとらえているのかを手持の資料で調べてみた。その結果、冷えの感覚を含めたものと含めていないものの両者が並存しているのである。

前者の立場にたつものとして、例えば『針灸甲乙経校釈』（山東中医学院校釈）では、「若是帯脈発生病変、則諸脈不能約束、以致腹部脹満、腰部寛縦無力而畏寒、好象坐在水中一様」（帯脈に病変が発生すると諸脈が約束されないので、腹部脹満が起こり、腹部が緩んで無力となり、寒けがして、ちょうど水の中に坐っているようである）と記している。前者の最たるものは全国高等医薬院校試用教材の『針灸学』（南京中医学院主編）であろう。ここでは帯脈の病候について「腹満、腰部覚冷如坐於水中」（腹満し、腰部は水中に坐っていような冷えを覚える）として、腰が無力で力が入らないといった意味あいを全く排除してしまっているのである。

これに対し後者つまり冷えの感覚を含めていないものとしては、例えば『鍼灸学辞典』（安徽・上海両中医学院編著）の「其病有腰腹脹満、帯下、臍腹及腰脊痛、下肢萎軟不利等」（その病には腰腹部の脹満、帯下、臍腹と腰脊の痛み、下肢が萎えて力が入らず機能しないなどがある）を挙げることができる。また陳克勤編著『針灸枢要』（陝西科学技術出版社）では「腰溶溶若坐水中」の溶溶に対し詞注として「弛緩、無力的感覚」と記している。さらに『経絡十講』（経絡十講編写組）や『針灸学』（上海中医学院編）なども後者の立場をとっており、帯脈について深く検討を加えた『中医雑誌』一九八六年十一号掲載論文「帯脈考」（史寧広著）でも下肢の麻痺や腰部の弛緩を強調して腰の冷え云々については論及していない。

こうしてみると、中国の中医学界では帯脈の「水中に坐するが如し」と形容される病候に対して、まだ統一的見解がなされていないようである。

四総穴歌

「肚腹三里に留め、腰背委中に求む。頭項列缺に尋ね、面口合谷に収む」（四総穴歌）。

これは、針灸師の国家試験にもよく出題され、誰もが熟知しているものである。

この歌訣は明代の針灸書『針灸大全』（徐鳳・一四三九年撰）、『針灸聚英』（高武・一五二九年撰）などに見られるが、物の本によると、明の太祖朱元璋の第十七子朱権の撰による『乾坤生意』にはすでに記載されているという。いずれにしろ明代以前に誰かがつくり、明代には広く流布していたものであるといえるが、臨床上の応用範囲が広く、治療効果が高いので、現在でもその臨床価値はいささかも減ずることなく保たれている。

四総穴歌の内容については、優れた解説を珍璧琉、鄭卓人の両氏が『鍼灸歌賦選解』（中国医薬出版社）で施しているので、それを参照してもらうこととして、ここでは四総穴に対する筆者の卑見を一つ述べて、読者諸氏の御教示を仰ぐことにする。

いうまでもなく、四総穴は部位の病変に対処するものであることを、その特徴とする。これは他の多くの歌訣、玉龍賦、百症賦、通玄指要賦、勝玉歌などが病症に対する取穴を歌賦にしたのと大きく異なる点である。つまり、四総穴は頭部と体幹の病変を、四肢の肘膝関節以端のツボを使って治療する遠道取穴の代表格と言えよう。

事実、足三里穴の所属する胃経は腹部を循行し、委中穴の膀胱経は腰背部を縦に通り、合谷穴の大腸経は顔面部を循行している。これは「経の及ぶところは治の及ぶところ」という経絡学説の基本にのっとったものであり、さらに、五行穴において足三里穴と委中穴は合穴、合谷穴は原穴であり、その本経の虚実両面の調整に優れた効果を発揮できるものである。

これに対し、列缺穴は肺経のツボであり、肺経は頭項部には循行していない。にもかかわらず、なぜ列缺穴は四総穴に選ばれているのか。

諸書は大むね、次のように説明する。

①列缺穴は肺経の絡穴で、別支が大腸経に走っている。

②肺は一身の皮毛を主るので、外邪が肌表に侵入しておこる頭項部の強直痛といった太

陽表証を、列缺穴は治療できる。
③列缺穴は八脈交会穴の一つで主治範囲が広い。
①の点についていえば、四総穴にはすでに大腸経の合谷穴があり、わざわざ別経の列缺穴をもってこなくともよさそうなものである。②については、これは病症取穴の説明にはなっても、部位に対する取穴の説明にはならない。③については、列缺穴は任脈と通じており、その主治範囲は主に胸部である。
こうしてみると、確かに列缺穴は広い主治範囲をもっているが、四総穴として頭項部を治める代表的なツボにはたしてふさわしいものなのであろうか。

手の六経で、頭項部を循行している経脈は、太陽小腸経と少陽三焦経であるが、頭項部への循経取穴を満足させるこの両経のうち肘関節以端の要穴で、頭項部に優れた影響力をもつものとしては、小腸経の後谿穴（輸穴、八脈交会穴）や三焦経の外関穴（絡穴、八脈交会穴）などを挙げることができる。とくに後谿穴は寝違えやむちうちなどの特効穴である。そこで、数百年の歴史的経験を無視して、いっそ「頭項後谿に尋ねる」としては如何であろうか。

ハリ師のお守り

　全くいい時代にハリ師になったものである。これが中国歴代王朝の太医の丞にでも任ぜられ、帝王やその妃、東宮などを治療するハメにでもなったら、いくつ命があっても足りないことうけあいである。帝王の前にすすみ出て、針治療を行う、その心情たるやいかばかりか、察するに余りある。なにせ見立てや治療法を具申するだけでもヘタをすれば殺されるのである。まして治療を拒否などしたら、その災いが一族にまで及ぶことは火を見るより明らかである。

　中国の史書はその様を淡々と伝えている。

　扁鵲《へんじゃく》は斉の国に行った。斉の桓侯はかれを賓客として迎えた。……それから五日たつと扁鵲はまたご前へ出たが、桓侯を眺めただけでさっさと退出してしまった。……それから五日たつと、桓侯はからだに痛みをおぼえた。それで人をやって扁鵲を召そうとしたが、扁鵲はもはやあとをくらましていた。そして桓侯はとうとう死んでしまった。（『史記』扁鵲倉公列伝）

……そこで曹操に家に帰って処方箋を取ってきたい、と願い出た。帰ったついでに妻が病気だと称して、数年間戻らなかった。曹操は何度も手紙をやって呼び、所轄の郡県に佗を送り出すよう命じた。佗は腕に自信があるので曹操に仕えることを嫌い、戻ろうとしない。曹操は激怒した。使者に調べさせると、佗の妻は仮病と知れた。そこで佗を逮捕して訊問すると、動かぬ証拠があり、白状した。荀彧《じゅんいく》（曹操の参謀格）が命乞いしていう。「華佗の技術はまことに絶妙。人の命が佗の腕にかかっております。お宥《ゆる》しになるがよろしい」曹操は承知しない。とうとう華佗を殺した。（『後漢書』方術伝）

帝（唐高宗）は頭眩で物を視ることができなくなってしまった。侍医の張文仲と秦鳴鶴は申し上げた。「帝の病は風の上逆です。頭に刺針して出血させれば治癒いたします」。寵姫（則天武后）は自分勝手に怒って言った。「斬るべきです。どうして帝のお体に刺針して出血させるなどということができるのでしょうか」。医師たちは頭を地面にすりつけて命を請うた。帝は申された。「医者が疾病のことを論ずることがどうして罪になるであろうか。それに余は眩いが堪えがたいので、この話に耳をかたむけようと思う」。そこで医師は何度も刺針した。帝は「余は目がはっきり見えるようになった」と申された。（『新唐書』則天武皇后伝）

こうした帝王や諸侯の暴虐に対し、ハリ師が自らの命を守る術はあるのだろうか。ハリ治療に長けて、その命を抹殺することは帝王ひいては国家にとって大きな損失であると思わせることが第一にあげられよう。しかしそのためには、

そこで試しに、稚児小姓のうち手や腕のすべすべした者を選び、女と一緒にカーテンの蔭に隠れてそれぞれ片方の手を出させた。郭玉に、その手を握ってどこが悪いか診断せよ、という。郭玉は答えた。『左手は陽、右手は陰、脈に男の脈と女の脈がございます。普通の体ではない人のようですな。どうゆうわけかは存じませぬが』。帝（後漢の和帝）は嘆息して、名人じゃとほめた。」（『後漢書』方術伝）

といった郭玉の故事のように帝王から課せられた幾多の試練をのりこえなければならないし、さらには帝王の俗悪な欲望をも満足させるために奉仕しなければならない。例えば、

「宋（南北朝の北朝）の太子性は医術に長じた人であった。ある日、街に出たときに一人の妊婦に出会い、これを診て、腹の子は女の子だといった。徐文伯が『いや一男一

女を身ごもっております』と答えたために、太子性は苛立ち、腹を割いて見たいといいだした。徐文伯は心を痛めて『もし刀斧で腹を割いたりしたら異変がおこってわからなくなりましょう。ここは一つ針を使って堕胎させるのがよいかと思われます。」と述べ、足太陰経の三陰交を瀉し、手陽明経の合谷を補したところ、胎児が2人続けて出てきた」

(『北史』張融伝)

といった具合にである。

第二にはハリ師が神秘的ベールをかぶることであろう。仙道の奥義を極め、列仙伝や神仙伝の登場人物のように、奇行の類を誇示することによってハリ師を抹殺できないこと、もし抹殺すればその災いは必ずや帝王に降りかかるであろうことを知らしめることである。けれども本当に仙人になれるかどうかがまず疑問であり、ましてその振りをしてばれでもしたら、殺すことを楽しむべく考案された古代中国の種々の極刑の道具の餌食になることは想像に難くない。

第三は三十六計逃ぐるに如かずであるが、これも中国が群雄割拠の時代であればともかく、統一国家で国の支配がすみずみにまで及ぶとなれば、そうたやすいことではなさそうである。

こうしてみると宮中のハリ師が身を守るには、お守りでも買って神の御加護を仰ぐのみなのだろうか。

結局、ハリ師は市井にあって、その名声ぶりが禁裏まで伝わらない程度に秘かに治療を行なうことが肝要なのかもしれない。涪翁《ふうおう》、程高《ていこう》の如くに。

付記——史記扁鵲倉公列伝と後漢書方術伝からの引用は平凡社の「中国古典文学全集」及び「中国の古典シリーズ」のそれから採った。

太医院針灸科の廃止

道光二年（一八二二年）、時の清朝皇帝宣宗道光帝は太医院の針灸科を永久に停止する旨、勅令を下した。その理由は「胸を坦（あきらか）にし乳を露（あらわ）にして、大雅を傷つける」恐れがあり、「奉君の宜しきところにあらず」だからだという。

針灸療法が肌を露出させ、針や灸で皮膚を傷つけて治療するものであることは、古来自明のことである。また針灸療法が全く治療効果のないものであるならばいざしらず、私個人の十数年来の臨床実践においても、さらには日本において数万人の針灸師がそれを業として生計をたてている事実からも、針灸療法は一部の疾患に対してはすばらしい効果が期待できることが明らかである。数千年の歴史的経験をもち、治療効果の高い治療法を皮膚を露わにし君子を傷つけるといった、理由にならない理由でなぜ清朝は放棄したのだろうか。

傳維康氏は『針灸史漫話』（上海人民出版社）の中で二つの理由を挙げている。一つは当時、針灸療法が儒教の影響を受け、人体内には「人神」が游行しているので、それを避け、「吉日」「吉時」を選んで針灸を行なわなければ効果が挙がらないといった、実際と大きく離れた観念的なものに陥っており、針灸自体が自滅の道を歩んでいたこと、もう一つは儒教思想の強まりの中で、「身体髪膚、……あえて毀傷せざるは孝の始めなり」といった謬論が横行し、針灸や外科手術は仁や孝道に背くものとして排斥されたことである。

傳氏の意見は一見、筋が通っているように思えるが、はたして事実はそうだったのだろうか。清朝が成立して（一六四四年）、太医院針灸科が廃止されるまでの約一八〇年間、針灸科が存続したことは、そこで何らかの針灸治療が行なわれたのであろうから、その針灸医案がどんな内容だったのかを検討しなければ、彼のような結論を出すことはできない。

それよりも既存の組織を廃止するには何か廃止するような突発的事件や事故がおこったとか、財政的に廃止せざるをえなくなったとか、大きな不正が発覚したとか、いずれにしろもっと強烈なインパクトがあったと考える方が自然である。

そこで『清代宮廷医話』（人民衛生出版社）を主編された中医研究院の陳可冀教授に手紙を送り、次の三点について御教示を仰いだ。

①どのような理由で太医院針灸科は永久停止となったのか、何か重大な事件がおこったのか、当時の針灸治療は何か問題があったのか、それともその他の理由か。

②廃止された後、宮廷にいた針灸医はどのような処遇を受けたのか。

③勅令の全文

しばらくして中医研究院西苑医院の李春生先生（『清代宮廷医話』の共同執筆者）からその返事をいただいた。

そこには現存する当時の宮廷針灸関係文献が極めて少なく、また未調整であることと、なぜ廃止されたのかについて詳しい資料はないと記されてあった。

太医院針灸科の廃止は中国古典針灸の終焉とも言うべきものであり、多くの教訓を含む中医学史上の象徴的事件である。したがって中国の医学史研究家が未調査の資料をほりおこして、この歴史的事実に光をあて、その背景を明らかにすることを切に願うものである。

竇漢卿《とうかんけい》列伝

『針経指南』一書を書きあらわし、霊亀八法、飛騰八法といった針灸時間治療学と八脈交会穴を使った奇経療法の礎をきずき、後世の針灸療法に大きな足跡を残した竇漢卿はまた、優れた針灸の臨床治療家として、金元代当時に名声を留めた人物でもあった。

竇漢卿は名を竇傑、竇黙といい、漢卿は字である。直隷広平府（河北省）に一一九六年に生まれ、一二八〇年に八十五歳でこの世を去っている。金元代と呼ばれるこの時代は戦乱につぐ戦乱で、民衆の苦しみは筆舌に尽くせないほどのものであったという。彼自身、元軍と金軍の戦渦にまきこまれ、三十人ほどの人とともに捕まり、彼を除く全員が殺害されたが、彼は命運が尽きていなかったのか、かろうじて逃げだすことができた。故郷に逃げ帰ったが家は壊され、ただ一人生き残っていた母もじきに病気にかかり他界してしまう。彼は母親を密かにとむらうと南に向い、黄河を渡って母親の親類筋にあたる呉家に身を寄せた。そこでたまたま王と名のる老医師と知りあい、彼は王医師から医術を伝授され、またその娘を娶った。もともと学問の素地があったところに日々研鑽に努めた結果、数年もたたずに彼は医学を修得した。しかし、戦乱の中で民衆の生活が疲弊し、疾病が蔓延しているにもかかわらず、充分な薬物が手に入らない状況下では医師はただ手をこまねいているしかなかった。そこで彼は手軽で速効性がある針灸術に次第に目を向けるようになった。しかし師と仰ぐような針灸家にめぐりあうことができず、いたずらに時を過ごすのみであった。

後に蔡州（河南省）に赴いた折、李浩という名針灸家と出会い、「銅人針法」を学んだ。故郷の河北省に再び戻った彼は、針灸臨床のかたわら経書を教授し、広くその地に名声を博すこととなった。その評判を聞きつけた元のフビライ帝は晩年の彼を招き、よき相談相手として昭文館大学士に任じた。

一二八〇年、彼は波瀾に満ちた生涯をとじている。フビライ帝は彼の死をいたみ、太師の位を授け、魏国公に列した。それ故、後世の人は彼を竇太師と呼ぶようになった。

以上が『元史』竇黙伝や『針経指南』の序文などから描き出せる彼のプロフィールである。

彼の著書『針経指南』の冒頭を飾る「標幽賦」は、針灸治療家が暗記しやすいように歌賦の体裁をとって、針灸治療に不可欠な運気、経絡、臓腑、気血への認識や診断方法、取穴原則、操作手法、施術前後の注意事項などを簡潔に語ったものであるが、その最初の一句は衆知の如く、「拯救之法、妙用者針」である。これは「病気を救う方法として針はいかに優れたものであるか」といった意味に普通、解釈されるが、金元の戦乱の世に生き、持つべきものの全てを失って、たとえ身一つになっても、「標幽賦」を暗誦し、一本の針さえ懐中から取り出せば、どのような場所、どのような状況であっても、またどのような病であっても治療できるという、彼の治療家としての責任感と気概が、幾百年を経た今日でも、ひしひしと伝わってくるのではないだろうか。

内関穴の位置は何横指？

　だいぶ以前に明治鍼灸大学の黄志良先生から東洋学術出版社を介してお手紙を頂戴した。内容は拙訳『針灸経穴辞典』の図では内関穴の取穴法が、手関節から指二本上方の前腕内側中央となっているが、三横指ではないかというものであった。そのときは、これは便法で正確には前腕の肘窩横紋と手関節横紋を十二寸（一二・五寸）としたときの二寸、つまり肘から腕までの前腕部を六等分して手関節から一つ分上方の点が内関穴なので、それに二横指が近いか三横指が近いかであり、私は日頃二横指を用いているという内容の返事をさしあげたが、ここで改めて内関穴の横指寸法について当方の見解を述べてみよう。

　中国では古代から指で物の長さを測ることが行われてきたが、針灸書で最初に見られるのは晋代・葛洪の『肘後備急方』である。そこには足三里穴の取り方として、病人の示指から小指までの四本の指をそろえて膝蓋骨の下に横に置き、小指の中節の当たるところと記されており、さらにこの四指を一夫と呼んでいる。同時代の皇甫謐《こうほひつ》撰『針灸甲乙経』では足三里穴を「膝下三寸」としており、唐代の孫思邈《そんしばく》撰『千金翼方』でも「三里は膝下三寸」であり、また「三里穴は膝頭の骨頭の下一夫にある」と述べている点からも足三里穴の一夫は四横指で三寸であることが明らかである。とするならば二横指は単純計算で一寸五分となるはずである。

しかし、『千金翼方』にはまた懸鐘穴について、「外踝の上三寸」で「外踝の上三横指にある」と記されている。同じ孫思邈が著した『千金要方』ではこの違いをさらにはっきりと示している。「一夫には二種類ある。三指を一夫とするものと四指を一夫とするものである。」（『千金要方』風毒脚気）

「陽池は支溝を下ること一夫」（『千金翼方』）とあるように支溝、間使は陽池、大陵から一夫の距離にあるとされるので、一夫を四横指とするか三横指とするかで内関穴への指数も異なってくる。ここで重要なことは『肘後備急方』の「病人の手をもって」とか『千金要方』巻七の「人には長短、大小があり、病人の手をもって夫を度り取るべきである」という記載である。白魚の如き細指とむくつけき術者の指が同じはずはなく、要は骨度分寸の二寸に近いのは患者の指では何横指で、術者の指では何横指なのかを考慮しなければならず、あらかじめ指二本とか三本とかが決められてあるのではないということである。

要するに、内関穴への指量法は二横指が正しく三横指は誤りとか三横指にすべきだといった結論はとうてい導き出せないのである。ちなみに私が針灸学校で習った内関穴の指量法は指二本であった（『漢方概論・経穴編』医歯薬出版）。

骨度分寸法に比して便利な分、誤差が大きいことを承知していれば指量法は実際の臨床において大いに役立つものと言えよう。したがって『針灸経穴辞典』の再版に際しては、内関穴の指二本の取穴図は削ることなくそのまま残しておくつもりである。

〔付記〕

日本では前腕の長さを十寸として手関節から二寸上方を内関穴とすることが、臨床で広く行われているが、この取穴法は『霊枢』などに記載された本来の内関穴の位置とかなりのズレを生じてしまうことについて、どのように理解していいのか、是非、御教示願いたいものである。

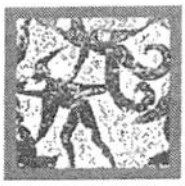

華佗《かだ》の役割

衆知の如く、華佗は後漢末から三国時代に活躍し、特に麻沸散《まふっさん》による全身麻酔下で外科手術を行ったことで、後世にまでその名声をほしいままにし、外科の鼻祖とされる人物であるが、小説『三国志演義』の中でも彼は重要な役割をになっている。

『三国志演義』は晋の陳寿の著した『三国志』をもとに元末明初の羅貫中の手によって成書となった一大長編小説であるが、羅貫中の立場は全篇、蜀漢への判官びいきに貫かれており、魏の曹操は狡猾で冷酷非情な人物として描かれている。善であり義理人情に厚い人格者劉備と悪の権化曹操を軸に、綺羅星の如く、それぞれの配役を与えられた幾千の英雄・豪傑がそのまわりを華やかに色どり、善悪の図式を肉づけしている。そして華佗もやはり自らの役割をになわされ、それを全うすることで小説のダイナミズムに参画しているのである。

華佗は後漢書などの史書と異なり、『三国志演義』の中では魏蜀呉三国と係わりをもっている。そしてその係わりは起承転結がはっきりしているのである。

最初に登場するのは百二十回本の第十五回で、呉の周泰が宣城で山賊と戦い、身に十二ヵ所も突き傷を受け、金瘡が腫れあがって命旦夕に迫った時、虞翻の紹介で華佗が連れてこられ、投薬を用い一月で治している。この時の華佗の容貌を「童顔に鶴のような白髪をいただき、飄然としてこの世の人とは思われぬ風采」と形容している。

この章は華佗の人物紹介といったところであろう。周泰の金瘡をいともやすやすと治したことで名医であることを広く読者に告げるとともに、仙人のような容貌を示すことで常人ではないかの如き雰囲気をかもしだしているのである。

二度目に登場するのは第二十九回である。呉の孫策が手傷を負って帰り、華佗を呼びにやらせたが、彼はすでに中原に去った後で呉郡には弟子しかおらず、仕方なくその者に治療を命じたという件りである。結局、呉の孫策は華佗の治療を受けられず、さらに道士于吉の亡霊にも祟られ、二十六歳の若さでこの世を去っている。

三回目（第七十五回）はいよいよクライマックスである。樊《はん》城を攻めていた関羽は敵の毒矢に当たって右臂が青ぶくれに腫れ上がった。華佗はそのうわさを聞きつけるや、江東から小舟を操って自らその治療に赴くのである。関羽の臂を診察し、華佗は彼に、腕を柱にしばりつけ、鋭利な小刀で肉を切り裂き、骨をむき出しにして骨についた鏃の毒を削り落とし、薬を塗ってふたたび縫合することを提案する。関羽は柱に腕を固定する必要などないといい、治療中、酒を飲み、馬良と碁を打ち、周りの者と痛みなど全くないかの如く談笑し続けたという。華佗は治療が終り矢傷がよくなると、傷口に塗る薬を一袋残して謝礼ももらわずたち去った。

最後に華佗が係わるのは魏の曹操であった（第七十八回）。曹操は頭痛がひどく、華佗を召し出して治療を問うた所、「鋭い斧で頭を切り開き、風涎をとり除かねば根治はかなわない」と具申する。曹操は「わしの命を狙うのか」と激怒し、獄に下して拷問にかけ、曹操を謀殺するつもりであったと自供させ、殺してしまうのである。死に臨み、華佗は獄卒に自分の医術をしたためた『青嚢書』を手渡すが、累が及ぶことを恐れた獄卒の妻が焼いてしまったので、同書は世に伝わることができなかったという。

『後漢書』方術伝『魏書』方技伝などには関羽を治療した故事は見あたらない。これはあくまで後世のフィクションなのである。しかし、このフィクションによって関羽の人徳と豪傑ぶりを世に示し、あわせて華佗の優れた医術の腕と人格の高潔さをアッピールし、そのすぐ後、これは事実なのだが曹操に殺されることで、曹操の猜疑心とその非道ぶりを際だたせる、実に見事な著者の作為と文章構成に驚嘆せざるをえないのは私一人であろうか。

鬼《き》神《しん》の類《たぐい》

中国古典文学の中には、『聊齊志異』（清代・蒲松齢）のように、霊魂や鬼狐にまつわる話を集約したものが多く、それが一種独特の怪奇文学の世界を形づくっているが、一方、歴代の中国医学では鬼神の類の「憑依現象」をあくまで疾病としてとらえ、それをどのように治すのかを、医学的範疇で論じていることにその特徴を見出すことができる。

隋代の巣元方が著した『諸病源候論』は、各種の疾病の原因と、その症状を示した医書で、医学古典中の名著の一つであるが、その二十三巻は、「中悪病諸候」として十四項目の急性病症をあげ、その原因と症状を記している。その中で、中悪、卒忤《ご》、鬼撃、卒魘《えん》などは、明らかに「憑依現象」として認識されているものである。同書では、これらはいずれも鬼邪ないし鬼神の気が突然襲っておこった病症であり、多く「道間門外」で起こるものだとする。鬼邪ないし鬼神の気とは、おそらく、人格ないし意志をもった邪気という意味であり、自然界に存在する六気（風・寒・暑・湿・燥・火）が、人体に病的に作用するように変化した六淫とは、異質のものであり、いわゆる霊の障りと言うべきものであろう。また「道間門外」とは、路上や屋外の意味である。これについて『証治準縄』（明代・王肯堂）の「雑病」篇では、中悪証は「弔問したり、廟や塚に入ったりすると、この病気に罹ることが多い」と、さらに具体的に述べている。

中悪の症状は、歴代の医書で多少異なるが、一つは、胸腹部の切れるような痛みであり、もう一つは、手足が末端から冷え、顔色が蒼黒くなり、歯をくいしばってわけのわからぬことを言い、卒倒する、というものであり、あるいは、睡眠中の突然死などを指していることもある。そして、こうした症状が、何の前ぶれもなく突然おこり、重篤な場合は、一命を落とすという。

では、なぜこうした症状がおこるのであろうか。それについて医書は、鬼邪の突然の襲撃を受けて、体内の陽気と陰気が分離してしまうからだとする。であるから、体内の精気が充実していれば、そうした鬼邪の襲撃を受けても、陰陽は分離せず、何の症状も呈しないが、精気が不足し、精神が衰弱した状態になると、いともやすやすと鬼邪の侵入を受けるのである。したがって、その予防とは、とりもなおさず、健やかな肉体と、健全な精神をもつことにほかならない。

しかし、もし鬼邪の侵入を受けて、中悪証がおこった時は、どのようにするのか。これに関して、中国医学の古典は、種々の治療法を提起している。その中には、例えば、棺の中の死人の枕をせんじて飲め（『本草綱目』明代・李時珍著）といった、かなりまゆつば的治療法もみられるが、それはおくとして、針灸では、次のツボを用いることが記されている。

①中悪穴（乳下三寸、男は左、女は右、艾灸による直接灸）
②内迎香穴（鼻孔の鼻粘膜のところ。三稜針による点刺）
③懸命穴（上唇の内側で上唇小帯の中央、上唇をめくりあげて刺針する）

④鬼眼穴（足第一指内側の爪甲根部で、爪甲から一分のところ。脾経の隠白穴と同位置。
艾灸による直接灸）

その外、百会、人中、丹田、気海などのツボを用いるとする。

気功の実験で、大腸菌に対し殺菌を意識して気を送った場合と、増殖を意識した場合では、大腸菌の個数が明らかに異なるという実験結果が報告されている。とするならば、ある意志を持った邪気というのが存在すると考えてよく、人の怨みをかうといったことが人体に何らかの害作用を及ぼすことは、ありうるのではないだろうか。しかし、ここで大切なことは、たとえそうした人格を有する邪気があったとしても、いたずらにそうしたものを恐れるのではなく、人体の陰陽気血が充実し、精神が内をしっかりと守っていれば、そうした邪気は入ってこれないし、また、出ていってしまうという中国医学の認識である。

要するに、臍下丹田に気を沈め、磐石の構えを保ち、鬼邪などいかほどのものと飲んでかかることこそ、そうしたものに対する最大の治法なのである。

馬《ば》銜《かん》鉄《てつ》針《しん》

馬銜鉄針という語を最初に知ったのは、一九七五〜六年の『針灸学』（上海中医学院編）を翻訳していた時であった。同書刺灸法篇の「刺灸の発展」の見出しのついた一文の中で、「九針」は青銅器時代にその萌芽が見られ、鉄器時代に発展、完成したと述べた後、「その後、生産の発展につれて、金針、銀針、馬銜鉄針、合金針などが現れた」と続けているのである。

この馬銜鉄針に訳注を付けようと思い、大漢和辞典をひくと、馬銜は馬具のくつわとなっている。しかし、『針灸学』のこの件は明らかに金、銀、合金といった針の材質をいったものであり、それから判断すると、馬銜鉄も鉄の一種、錬鉄かなにかを指していると思われたのだが、結局、出版の期日が迫ったこともあり、訳注を付けずじまいになってしまった。

後に馬銜鉄針が『針灸聚英』（明代・高武）や『針灸大成』（明代・楊継洲）に記載されていることを知った。『針灸聚英』巻三の鉄針の項の「本草に云う。馬銜鉄は無毒。武、按ずるに本草の柔鉄とは即ち熟鉄にして有毒。故に馬銜を用いれば即ち無毒。馬は午に属し火に属す。火は金を剋し、鉄毒を解く。故に用いて針を作る」がそうである。『針灸大成』にもほぼ同様の記載が見られ、『針灸大成校釈』（黒龍江省祖国医薬研究所編・人民衛生出版社）によると、本草とは宋代・唐慎微の『証類本草』を指すのだそうである。また熟鉄とは大漢和辞典によると錬鉄のことだという。

馬銜鉄針がなぜ無毒なのかを説明するのに、『論衡』（後漢・王充）の「午、火、其禽馬也」を持ち出し、五行の相剋を使って行うのは、いかにもこじつけの感がするが、馬銜鉄を使って針を作ったことは事実のようである。しかし、馬銜鉄がなんなのかについては依然、不明である。そこで次に本草書にあたってみることにした。

『証類本草』はないので、手持ちの『本草綱目』（明代・李時珍）と『中薬大辞典』（江蘇新医学院編・上海人民出版社）で調べてみた。

『本草綱目』では、金石部第八巻の「諸鉄器」の項に馬銜の一節が見られる。

「馬銜は即ち馬勒口鉄。〔大明に曰く〕古旧のものは好い。また医工針を作る」。そして

〔気味〕平、無毒、〔主治〕小児の癇……と続く。

『中薬大辞典』からは馬銜鉄という語は見つからなかったが、「鉄」（一八五三頁）の記述の所で、『唐本草』の「単に鉄と言うのは柔鉄（熟鉄）のことである」と『日華子本草』の「味は辛、平、有毒」という一文が目についた。

『本草綱目』の馬勒もやはり馬具（おもがい）である。「諸鉄器」とあり、馬銜が馬勒と同じとなれば、これは間違いなく鉄製の道具で馬具の一つを指しているものであろう。そして、この両書からわかることは、熟鉄が有毒で馬銜鉄が無毒というのは、薬物として服用する際の気味を指していることである。

これを高武か誰かが針灸治療用の針にまで敷衍し、熟鉄針は有毒で馬銜鉄針は無毒としたのではないだろうか。

中国歴代の針灸家は、本当に馬銜（くつわ）から作った針を使ったのであろうか。そして他の鉄針は有毒で馬銜鉄針は無毒などと認識していたのであろうか。実際のところはどうだったのか、是非、中国の医学史家に尋ねてみたいものである。

結論として、『針灸学』の編著者が金針、銀針、合金針と馬銜鉄針を並べたのは、二重の意味で不適当ではなかったのではないだろうか。第一は馬銜鉄針は針の材質をいったものではなく、刀斧や矢尻からつくった針と同じレベルのものだからである。第二はこの針が、『針灸学』の刺針の歴史を総述した部分に掲げるほどポピュラーなものだったか、疑問だからである。

したがって、『針灸学』のこの部分の馬銜鉄針は削ってしかるべきものと思われるが、しかし、考えようによっては、ここに馬銜鉄針と書かれてあったおかげで、ほうぼう調べることができた点からいえば、『針灸学』の功罪は相半ばするかもしれない。

荊《けい》軻《か》の徒

『霊枢』背輸五十一は、背兪穴には灸のみ可で刺針してはならないと記している。これに対する一般的解釈は、背部兪穴は肺や心などの臓腑があり、危険性が高いので慎重に刺すべきであり、禁針穴と同様、絶対に刺してはならないという意味ではないというものである。

事実、『霊枢』の他篇「五邪」や「癲狂」などでは、背兪穴の刺針が効を奏することが述べられている。また背部兪穴への刺針は、我々の臨床では日常茶飯に用いられており、こうしたことから判断すると、この解釈は妥当なものであろう。しかし、同一の書で、片方は刺針を可とし、もう一方は不可とするのはどういうわけなのだろうか。

話はかわって、『史記』扁鵲倉公列伝の倉公の項に倉公淳于意の二十六例の医案が出ているが、この中で彼が刺針治療したのは、熱蹶《けつ》（『素問』熱厥篇参照のこと）を患った済北王の乳母に対して、左右の足心の各三ヵ所に刺針した一例と、菑川王の蹶上（気の逆上）に対して、左右の足陽明脈の各三ヵ所に刺針した一例の二例だけである。倉公は針灸に長けていたという。とりわけ灸法は、『倉公灸法』一書を認めている。同書は散逸してしまい、今日に伝わっていないが、『千金要方』の十四巻には「倉公法、狂癇不識人、癲病眩乱、灸百会九壮」（倉公の法では狂癇で人を認識できなかったり、癲病で眩乱する時には百会に九壮灸をすえる）と、その一条が引用されている。その彼が針治療をほとんど行っていないのは、不思議な話である。

一九七三年に長沙の馬王堆漢墓から出土した帛書には、ほとんど灸法しか記載されていない。したがって馬王堆帛書を家庭療法書と見るむきもあるが、当然、この当時、針療法はあったはずで、とするならば意図的に針治療については書かなかったとも考えられないだろうか。

石針や骨針は新石器時代の遺跡から発見されており、洛陽の西高崖からは西周末の銅針も発見されていることから判断すれば、針灸療法は中国の有史以来の療法であることが明らかである。そしてその経験の精華が、『黄帝内経』とくに『霊枢』に結実したといっても過言ではない。したがって『霊枢』を見る限り、戦国から秦漢時代にかけて、諸子百家よろしく各針灸流派が、己の正当性を唱えて覇を競いあい、その切磋琢磨のなかから非常に完成度の高い同書の内容が生まれたことは、容易に想像できることである。

しかし、上述の倉公や馬王堆帛書の事例を並べてみると、中国の戦国時代から前漢にかけて、どうも針治療があまり積極的には行われていなかったような気がするのだが、単なる思い過ごしなのだろうか。

考えてみれば、薬湯ならば吉平に先に飲むことを命じた曹操のように、毒味役や医者でまず試して安全を確かめてから服用することで、身を守ることもできるが、針治療は全く無防備に背や腹をハリ師に向けなければならず、もし死をも厭わないハリ師であれば、その暗殺は、「壮士一たび去ってまた還らず」と詠じた荊軻（中国の戦国時代の刺客。始皇帝を暗殺しようとして失敗し殺された）も兜を脱ぐほど、いともたやすいことである。堂上に登る時、自分以外の全ての者に尺寸の武器の携帯も許さなかった『史記』刺客列伝の秦王の故事をもちだすまでもなく、時の権力者やそれに連なる支配階級の者は、暗殺に対し過剰ともいえる対応をとってきた。まして治療針は、唐代の人王燾《とう》がその書『外台秘要方』で「経云、針能殺生人、不能起死人」（経典では針は生きている人を殺すが、死んだ人は生きかえらすことはできないと言っている）と記したように、毒を塗ったり、使いようによっては、暗殺用の立派な武器になりうるものである。これでは為政者や士大夫の階層が、針治療を拒否したり、禁じていたと考えてもなんら不自然ではない。

では、『霊枢』の針灸に対するあの完成度は、どのように考えたらよいのだろうか。おそらく戦国時代から秦漢の当時も、巷では背中やお腹を含めた針灸が、大いに行われていたのではないだろうか。ただ、そうした庶民の間の無数の経験は、個人の名としては歴史に残らず、その治療の成果だけが結晶のごとく『霊枢』に凝縮したのではないだろうか。殺される「価値」のない者が存外、一番優れた治療を享受していたのかもしれない。

祝由《しゅくゆう》

「祝由」ないし「祝」は『素問』移精変気論の「古之治病、惟其移精変気、可祝由而已」（いにしえの時代には病気をただ病人の精神を動かし気の運行を変える祝由の方法で治した）や『霊枢』賊風篇の「先巫者、因知百病之勝、先知其病之所従生者、可祝而已也」（いにしえの巫医は百病を治療するのに精神でコントロールする方法を知っていた。これは疾病が生じる原因をまず理解して、精神によって気血の改変をはかる祝由の方法で疾病を治すものである）などに見られる語である。

この語に対して、隋代の全元起や唐代の王冰をはじめとして、古来、さまざまな解釈がなされてきた。特に張介賓が『類経』十二巻の所で、「祝由」の項目を設けて、筆鋒鋭く彼の見解を展開している点が注目に値するが、「祝由」の解釈は、大きく二通りに分けることができるようである。

一つは「祝由」を「加持祈祷」の類と解するもので、今日の中国の内経注釈書や中医辞典の多くがこの立場をとっている。例えば龍伯堅は『黄帝内経概論』（上海科学技術出版社）のなかで、祝由を「画符念咒」の法とし、『中医大辞典・医史文献分冊』（人民衛生出版社）では、「祝由は祝説病由の迷信的方法で疾病を治療すること。祝説とは巫医が鬼神に通じているかのごとく振る舞って、鬼神に病気の退散を祈願し、病人の病苦を除こうとするものである」と記し、『黄帝内経素問白話解』（人民衛生出版社）は「祝由は神に対する祷告（祈祷）。これは古代の人の治療方法の一種である」と述べているなどである。

もう一つは、「病由を祝説すれば針石を労せずとも治る」という『素問』移精変気論に対する唐代・王冰の注を敷衍させて、言語などによって病気の由って来る所を示し、それによって心の持ちようを変え病気を治療する、一種の精神療法と解釈するものである。その代表的なものとして『黄帝内経素問集注』（清代・張隠菴）を挙げることができよう。そこでは「神に対する辞を祝と言う。由は従のことである」と祝由について説明した後、「神明に通祝することで病が治ることを言ったものである」と続け、さらに「精気が充足すれば神明を通じることができる」、「陰陽が和《なご》み、神気が通暢すれば、どうして邪賊の害を患うことなどあろうか」と展開する。ここでいう神明とは「心なる者は君主の官なり、神明ここより出づ」（『素問』霊蘭秘典論）の神明のことで、広く人間の精神活動を指している。つまり彼は人間の意識を変えることによって、気血の流れを調えて陰陽を和ますことができ、それによって疾病を予防し治療することが可能であると説いているのである。張隠菴《ちょういんあん》のこの「神に対する辞を祝と言う」を、鬼神の類に対するものと理解する向きもあるが、たとえこれを鬼神としても、彼の主張の中心が病気の治療において「精気神を養う」ことの重要性にあることは明白である。

『中医雑誌』一九九〇年第四号の「百家園」のコーナーに「内経祝由弁析」と題して北京中医学院の王剣・賈鴻宝両氏が投稿した論文が掲載されているが、そこでは、祝由の由に対して独自の見解がなされている。

彼らは、『説文解字』や『玉篇』、『辞海』などに基づいて、「由」を王冰注の「病由」や呉鞠通の「病の出づる所以なり」（医医病書）ではなく、祝と同じ意味であるとする。要するに「祝由」は同じ意味をもった複合語であって、「古代の巫と医が完全に分化していない時代に、祝祷によって疾病を治療した方法であり、古代における一種の原始的な心理療法である。このことから、『黄帝内経』はまだ当時の巫術の影響をまだ完全には払拭してはいず、巫術のなかの医学的価値を有する合理的部分を選択的に継承したことが見て取れる」と結んでいる。

常識的に考えれば、「祝」は神や精霊との対応で用いられる言葉であって、人が人に話す時には使わない。さらに本書の筆者は「祝」とは神にお伺いをたてることと考えている。これに対する神の答えがお告げや御託宣、御神託なのである。つまり、古の代にあっては、きわめて自然に神にお伺いをたて、神の言葉を受け入れることで身を処することができたと「移精変気論」の冒頭は記していると思うのだが、如何なものであろうか。

「祝由」を医学が発達していない時代の迷信的な方法と考えるか、本来、人間に備わっている「癒し」の形とみるかは、それぞれの人の勝手である。

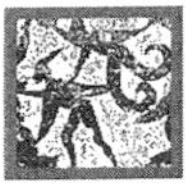

串《かん》鈴《りん》医《い》

「串鈴医」は、「草沢医」とか「走方医」ともよばれる治療家で、明とか清とかいった往時の中国で、村から村へと渡り歩き、治療を施すことによっていくばくかの金品を受取り、糊口を凌いでいた民間医たちのことである。彼らは他の行商人と同じように、沢山の鈴を一本の紐に通して門付してまわったので、串鈴医と呼ばれたのだという。

串鈴医の実態は、彼らが文字を扱う階層でなかったが故に、ほとんど彼ら自身の手では記録に残していない。さらには、その治療技術の習得が、親から子へ、師匠から弟子へと口伝によってなされ、けっして公開されなかったことから、故意に残されなかったのかもしれない。したがってその行動範囲はどうだったのか、どのような集団を組み、どのような生活をしていたのか、どんな治療を施し、いくらの代価だったのかなど、いずれも漠として不明である。一つだけいえることは、かれらの実態はおそらく、あらゆる面で極めて多種多様であったに相違ないということである。例えば、彼らの行動範囲一つをとってみても、扁鵲や華佗のように、中国各地を偏歴した者や、自分の住まいの近隣を歩き回った者、開業医の往診に近い者など、まちまちだったのではないだろうか。また治療内容も、どのような病気にも対処できる国医のレベルから、御札やただの水を「神水」と称して売りさばく詐欺まがいの者、あるいは歯抜きに長じていたり、魚の目だけはといった専門化された技術を売り物にした者など、十人十色であったことは、容易に想像できることである。

そんな串鈴医の姿を治療の面から唯一、極めて好意的な眼で詳細に書き残した書が、『串《かん》雅内編《がないへん》』、『串雅外編《かんががいへん》』である。同書の著者趙学敏（一七二〇頃～一八〇五）は、『本草綱目拾遺』を著したことで高名を博している人物であるが、彼は本家筋の串鈴医趙柏雲の長年の治療経験をまとめ、さらに多くの民間の秘方や験方を収集して『串雅内編』、『串雅外編』各四巻を書き上げている。同書が世に出なければ、串鈴医の治療内容は、おそらくそのほとんどが、光を照らされることなく闇に消え去る運命にあったことを考える時、彼の果たした功績は極めて大である。

『串雅内編』、『串雅外編』によると、串鈴医の治療内容は、薬物処方は汗、吐、下三法に相当する項、串、截三法を用い、針は大針を駆使し、その他、灸法、吸法、熏法、洗法、熨法、按法、整骨なんでもござれと用い、さらには「祝由」といった加持祈祷の類を多用していたようである。また、同書には、寄生虫の駆除、蚊やハエの撲滅などの保健衛生に関する措置も収録されている。

趙学敏は串鈴医の、第一に薬代が安いこと、第二に「験以下咽即能去病也」（そのききめは、薬物がのどを通ればすぐに病気がよくなるほど即効性がある）といった形で治療に即効性があること、第三に山間僻地でもすぐに駆けつけてくれる便利さに関して、極めて高い評価を与えている。これは同時に、当時のいばりくさって気位が高く、それでいて治療の腕はさっぱりな「乗華軒、繁徒衛」（かざりたてた車に乗り、何人もの従者を従え）、「游権門、食厚俸」（権勢のある家に出入りし、高給をもらう）医官や国医に対する痛烈な批判でもあったのである。

当時の串鈴医の社会的地位は非常に低かったようである。『串雅内編』の「原序」には士大夫階級が彼らを「牛医」と蔑称し、その治療行為を「貨薬吮舐《せんし》」と軽蔑していたくだりが書かれている。吮舐とは癰を啜り痔を舐めることであり、こうしたことからみると、串鈴医が賤業に近いものであったことが伺える。それでいて原序には、欧陽修が急性の下痢に罹り、治療の施しようが無かったが、彼の妻が草沢医から薬を求め、一服したところ治癒した話や、北宋の徽宗の妃の咳嗽が治せず、李防御（医官）が誅殺されそうになった時、街で走方医から手に入れた薬を投与して、官を守れただけでなく褒美まで頂戴した話がでている。いよいよ困った時には串鈴医の助けを借りる話は、日頃はハリ師の言うことなんてと歯牙にもかけられないのに、治療の手立てが無くなると、だめでもともと、はじめてその存在価値が認められる、我々ハリ師の境涯と、なにやら一脈相通じているようである。

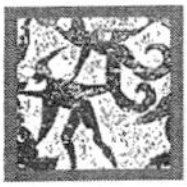

関元の灸

『扁鵲心書』（宋代・竇《とう》材）に面白い話が載っているので、多少長くなるが、引用してみよう。

「紹興年間（一一三一〜一一六二）に劉武軍〔軍営〕の歩卒〔歩兵〕であった王超なる人物は、もともとは太原の出身であったが、後に重湖に行って盗みを働くようになった。彼はかって異人〔仙人の類〕に会い、黄白住世の法〔煉丹術〕を授かり、九十歳になっても、精彩があり、ふくよかでみずみずしかった。辛卯の年、岳陽〔太岳山以南の地〕の民家は彼のために多大な被害を被った。彼は毎日、十人の女性と媾わっても、衰えることがなかった。後に捕まり、死刑に処せられた。刑に臨んで監察官が彼に、『おまえは不思議な術を知っているそうだが、本当か』と問いただしたところ、彼は『別にこれといってないが、ただ、火の力を使っているだけだ。毎年、夏と秋の変わり目に、関元穴に焼灼灸を千壮すえて久しいが、次第に暑さ寒さにもこたえず、何日食べなくても飢えなくなってきた。今では臍の下に塊ができ、あたかも火の暖かさのようである。土が煉瓦になり、木が炭になると千年たっても朽ちないのは、すべて火の力のよるものであることを、聞き知らないわけではあるまい』と答えた。処刑後、監察官は王超の腹の暖かい所を切り開いてみた。すると、石のように凝結した、肉でも骨でもない一つの塊がでてきた。これこそが艾火の効きめである」

こうした話は宋代・呉曽の『能改斉漫筆』などにも、登場人物や用いる灸壮、腹を切り開いた時の塊の形容に違いがあるものの、殆ど同じパターンで書かれており、関元に多壮灸をすえることが宋代に広く行われていたことを物語っているようである。第一、『扁鵲心書』の著者である竇材自身が、「私は五十歳から関元穴に五百壮灸をすえ、保命丹と延寿丹を服用するようになり、それによって次第に健康になり、食もすすむようになってきた。六十三歳の時、思い悩み怒ったことから死脈が現れるようになり、右手の寸部が十九回に一回止まるようになったが、関元、命門に各五百壮灸をすえたところ、五十日後には死脈が消えた。毎年のように灸をすえ、年老いた今日でも元気である」と述べ、「保命の法は灼艾が第一、丹薬が第二、附子が第三である。三十歳になったら三年に一回、五十歳になったら二年に一回、六十歳になったら一年に一回、それぞれ臍下に三百壮灸をすえれば、長生きして老いない」と極めて肯定的評価を下し、積極的に実践しているのである。

唐代の『千金要方』、宋代のその他の針灸書『銅人腧穴針灸図経』や『針灸資生経』などでも関元穴に多壮灸をすえることが記されている。例えば『針灸資生経』関元の項の「多い者は千余壮、少ない者でも二百～三百壮」の如きである。これは晋代『針灸甲乙経』の「灸七壮」とはえらく掛け離れた数字である。しかし明清代になると、こうした長寿を目的とした多壮灸は鳴りを潜めるようになり、清代・呉謙の『医宗金鑑』には多壮灸の記載すら見られなくなってしまった。この傾向は現代中国まで続き、殆どの現代針灸書は関元穴の多壮灸法について触れていない。

なぜ、唐宋代に関元穴への多壮灸が流行したのだろうか。これは唐宋の頃、道教に内丹術がおこったこととおそらく無縁ではあるまい。内丹術については東洋学術出版社刊『中国気功学』を参照してもらうこととして、内丹術の小周天功法の前期段階である煉己、調薬、産薬と関元穴への多壮灸は、下腹部の丹田に気を集め、その気を煉って旺盛にし、小薬を産出する点では同じであるという認識に立っていたのではないだろうか。だからこそ事実は別として、「腹を切り開いた時の塊」の話が存在するのであろう。しかし、多壮灸という他力による小薬の産出は、それを任督両脈に巡らすことができず、「毎日、十人の女性と媾わう」といった形に終始してしまったと考えられないだろうか。

関元穴への多壮灸が、その後、廃れてしまったことを鑑みると、その功は「腎張」程度で、延寿の効はさほどのものではなかったようである。それよりはむしろ陽を強めすぎることで、陰を損なう危険性が高くなることは必定である。関元穴への多壮灸も「過ぎたるは猶及ばざる」の一例なのかもしれない。

訳者泣かせ

今回は趣向を変えて楽屋話を一つ。ここ二十年近く、中医学の翻訳に携わってきたが、いまだに中医学の古典にてこずっている。白話文（現代中国語）の語訳などが付いたものなら読みこなせるものの、古典のみで手掛かりがない場合、諸橋の『大漢和』で一字一字引きながらなんとか訳してみても、あまりしっくりいかず、もっと真面目に大学の授業（当方、これでも東洋史専攻なのだが）をうけていればと悔やまれてならない。一度などは、奈良県の老漢方医、故武藤三吉先生から、まるっきり漢文の素養がないからお前のは翻訳になっていないとお叱りをうけ、それでもまだ中医学の翻訳にしがみついているのだから、まあ、厚顔無恥もいいところなのだが、苦労した分、すこしずついろんなことを学んできたのも事実である。その一つに医学典籍に出てくる人名がある。

最初にぶつかったのは『中国医学大辞典』の著者名だった。本の中表紙には武進謝とあり、てっきりこれが著者名だと思ったのだが、よくよく調べてみると、武進は出身の県名で謝が氏名であった。出身の県や官職名を名前の前にかぶせるこうした人名表記法は古典の随所にみられる。例えば『針灸大成』の「南豊李氏補瀉」の南豊は江西省南豊県のことであり、李氏は『医学入門』の著者李梴を指している。『針灸聚英』の著者高武は同書の冒頭「針灸聚英引」の末尾に「四明梅孤子高武」と記しているが、この四明は浙江省寧波府の別称であり、もともとは同地の山の名であった。ちなみに梅孤子は字である。長々しい官職名の後に名前が登場するものもある。朝散大夫守光禄直秘閣判登聞検院上護軍臣林億といった類で、こうなると肩書のなかに名前が埋没してしまいそうで、へたをすると名前を見落としてしまう。

姓名をひっくり返して表記しているものもある。東垣李君などがそうで、李東垣と知っていればなんて言うこともないが、知らないと東を姓にして大恥をかくところである。一度などは文中に出てきた「忽泰必列」を一生懸命に訳してしまい、後からこれが名前だと分かって、自分の素養の無さを思い知ったことがある。ともかく金元代は気をつけなきゃ。

現代中医学書にも人名に関してじつに不親切な記載が見られることがある。『難経解説』(東洋学術出版社刊)の翻訳に携わった時、その原本『難経訳釈』に「斯氏解剖学載：食道長二十五里米……」とあったが、この斯氏が誰なのか皆目分からなかった。斯氏の斯は中国人の名字にも見られるが、普通はアルファベットのSを指すので、恐らく欧米人であることが想像されるが、それ以上は分からなかった。こういう時には同類の他書を調べてみるのも一つの手である。はたして『霊枢白話解』に全く同じ引用があり、こちらには斯巴徳何辞（Spalteholz）と記されていたので、斯氏がスパルタホルツであることが明らかになり、事無きを得てほっと胸を撫で下ろしたことがある。

『陸瘦燕針灸論著医案選』（人民衛生出版社）の次の一文も訳者泣かせのものであった。「直到清代、有海陽程知扶生氏撰著『医解』一書……」。この場合、書名があるのですぐ調べがつくと思われたのだが、『中国医籍考』、『中国医籍提要』といった辞書に出てこないのである。そこで今度は人名であたることにした。『大漢和』で海陽は地名であることがはっきりしているので、管仲夷吾式にいえば程は姓、知は字、扶生は名ということになるが程知にしろ程扶生にしろ、どの辞典にも名前が見当たらない。こうなると望みの綱は他書にあたってみることだけなので、片っ端から中医学書に目を通してみたところ、『経穴釈義彙解』（上海翻訳出版公司）の序文に「清・程扶生『医経理解』対経穴命名作了概括的論述」と記されていた。つまり「医解」とは「医経理解」の省略形だったのである。

医学の古典ならいざしらず、現代本の場合、外国人の名前を記す時は英語の表記を付すこと、人名や書名は、例えば古典的書き方である「有海陽程知扶生氏撰著『医解』一書」を、清・程扶生『医経理解』といった形で書き直すなど、外国の訳者にも分かるように御配慮のほどを願いたいものである。

三つ目のツボ

女優シャーリー・マクレーンの自伝的著作『ダンシング・イン・ザ・ライト』（地湧社）は、その前作『アウト・オン・ア・リム』とともに訳者山川紘矢・亜希子夫妻のキャラクターのユニークさもあって、数年前、精神世界に興味をもつ多くの人に強いインパクトを与えた。その内容は彼女の言葉を借りれば、「霊的な世界への旅、つまり過去生、精霊、魂の不滅などの概念が、私に現実として現れてくるプロセスを描いた」ものであり、本誌とは当面、直接関係のない事柄なので、それらについては、これ以上の詳しい紹介をさし控えることとするが、ではなぜ、今回の「針灸よもやま話」に引用したのかというと、その第三章「円舞」にハリのことが書かれているからである。

サイキックセラピー（霊的治療）を行う針師に、額の真ん中の「第三の目の所」、肩、耳の後ろ、胸の真ん中、臍の下などに金針を刺されることによって、著者シャーリーは過去生へと記憶を遡り、自らの持っているカルマを知り、今世で何を学ぶべきかを悟るという話で、当然、その大部分のページはそれこそ波瀾万丈ともいうべき彼女の幾層にもわたる過去生の内容に費やされており、何故、第三の目の所などに針を打つのか、どのような刺し方をするかといった当方の興味に対しては、「針でツボを刺激すると、直観を司る右脳（陰）への通路を開いてやることができる。この時左脳（陽）が、この通路を閉じてしまわないようにしなければならない」と説明するにとどまっており、漠としてよく理解できないが、どのツボを使ったのかは、耳の後ろと肩を除いて、ある程度、推察することが可能である。胸の真ん中とは、おそらく膻中穴であり、臍の下は陰交穴から関元穴に到る何処かであろう。どちらも気海をなすツボであり、気功では意守する三丹田のうちの二つである。三丹田のもう一つは普通、眉間の真ん中にあるとされるが、額に針を刺す場合、横刺しかできないことからみると、額の真ん中の所から眉間の真ん中の印堂穴に向けて刺針したとも考えられる。そして、この中では、「第三の目の所」が「霊的な覚醒のために特に重要な場所」だそうである。

確かに額は何か不思議な場所である。以前、勝田正泰先生と御一緒に会食した折り、先生が「額は気の入る場所であり、それをOリングテストで確かめることができる」と、私の額にマッチ箱を載せて、実際に試してみたことがある。そう言えば、真偽のほどは分からないが、ヨガのグルは互いの情報伝達の手段として、相手の額に手をあてるそうだ。

『黄帝内経』にも額に着目した記述がある。『霊枢』五色篇に「庭とは首面なり。闕上《けつ》とは咽喉なり。……」とあるのがそれで、庭は天庭のことで額を指し、闕上は眉間の上方を指すので、額の督脈上に頭部や顔面、咽喉の病変が反映されるという意味である。ツボは「気穴之処、游針之居」(『素問』気穴論)とあるように臓腑経絡の生理や病理が反映され、同時に針などの刺激によって臓腑経絡の調整が可能な部位を指している。とするならば、なぜ、額の督脈線上に経穴がないのだろうか。眉間中央に位置し眩暈や鼻疾患などに常用されている印堂穴も奇穴であり、経穴としては前髪際の神庭穴から鼻の先端の素髎穴まで、一穴も存在しない。これは実に不思議なことである。例えば、心経の霊道から神門までは一寸五分の所に四穴がひしめいており、その外にも側頭部や腹部など、そんなにこまかく経穴を設けなくてもよさそうなところが多々みられるからである。こうなると、一体、経穴とはどのように設定されたのか、本当に人体の実際に則して定められたものなのか、はなはだ疑問である。それとも、額の所は摩訶不思議な現象が現れるので、奥伝としてわざと経穴からはずしたのだろうか。まさかそんなこともあるまいが、経穴が定められてから二千年もたった現在、因循として旧来のものを踏襲するのではなく、これから二千年の命を保たせるためにも、改めて経絡やツボについて検討し、臨床に供すべき新しい経絡と経穴を設定しても良いのではないだろうか。

その時には、「第三の目の所」も経穴名を三眼穴、通称「三つ目のツボ」で、効能は過去生の記憶喪失として経穴辞典に登場したりして!?

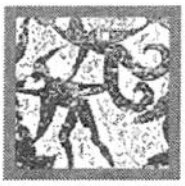

逆気して泄す

一九九一年来、ひょんな縁で東京医療福祉専門学校の教壇に立つようになった。学生諸君の真摯な質問にいい加減な答えしか返せず、いつもじくじたる思いで一杯なのだが、質問されることが、あれこれ調べるきっかけにもなり、自分の勉学におおいに寄与していることを勘案すると、一時の恥は一生の糧と言えるかもしれない。

ある日、講義が終わってから学生の一人に、『難経』六十八難の一節「合は逆気して泄するを主る」の「逆気」と「泄する」とはどういう意味かと訊ねられ、逆気は気が逆上することや気が乱れることを指し、泄は一つは泄瀉、一つは排泄や漏れるといった意味なので、「合は逆気して泄するを主る」の逆気と泄するは、六十八難をどう解釈するかで変わってくるだろうが、何なら次回の講義までに調べてきましょうかと、その場は軽く躱《かわ》して、家に帰って『難経』関係の資料を調べたところ、意外にこれが難物で、古来、多くの人がこれについて様々な解釈を施していることを知った。そして、例えば『難経』の研究を終生の仕事とした本間祥白先生は、その著『難経の研究』の中で、「井榮輸経合論」と題して特別の章を設け、六十八難について自説を展開しているが、その彼が「此の説がもっと具体的に臨床的に運用出来るように説明がなされなかったために難経自体の主旨が後世に徹底しないまま伝って終った」と結論づけているぐらいだから、六十八難をどのように理解したらいいか、その難解さはおして知るべしである。

こじつけとも思える論を除くと六十八難の「井は心下満を主り、……合は逆気して泄するを主る」の一文に対する解釈は、概ね次に述べる数種類になるのでないだろうか。

一番代表的なものは『針灸聚英』（明代・高武）に記された論で、五臓五腑のそれぞれの病変として心下満・身熱・体重節痛・喘咳寒熱・逆気而泄の症状をとらえ、「逆気而泄」では、その経の合穴を使って治療するというものである。例えば「仮に病人に弦脈が現れ、清潔を好み、顔面が青く、よく怒るのは胆病である。……逆気而洩には陽陵泉（合）に刺針する」といった具合で、これは逆に考えれば、「逆気而洩」の症状がある場合、脈診と随伴症状から、その症状を起こしている臓腑を特定し、その臓腑に所属する経脈の合穴を使って治療するという、一種の臓腑弁証取穴法にほかならない。ただし、ここに示されている「逆気而洩」とは各臓腑の臓気や腑気の逆行や洩を意味するのか、それとも各臓腑に関わりなく咳嗽と下痢といった特定の症状を表しているのかといった点に関しては定かでない。

『針灸大成』（明代・楊継洲）に転載された紀天錫（金代）の説はより「過激」である。彼は臓腑にとらわれず逆気にして泄といった症状があれば合穴を使用すると主張する。ただし、どの合穴を使用するのかは不明である。全ての合穴を使うのか、あるいは無差別にどの合穴を使っても可とするのか、高武のように、他の症状などから判断して特定の合穴を用いるのかが明らかではない。しかし、いずれにしろ、この両者は、五行穴を五行的にとらえるのではなく、経気の流注の寡多と浅深によって五行穴の特異的作用を示しているのである。

『難経本義』の著者滑伯仁の説は上記のものといささかニュアンスを異にし、井穴が心下満を主るのは肝経の支が肝から別れて膈を貫き上って肺に注ぐからだとする。これから類推できることは、合穴が逆気にして泄するを主るのは、腎経の経絡の走行と関連しているということであり、つまり、経の及ぶ所は治の及ぶ所という説である。逆に言えば、他経の井穴は心下満を主ることはないし、他経の合穴は逆気にして泄する症状の主治にはならないと言うことである。例えば小腸経の合穴は当然、逆気にして泄するといった症状を治療することはできないのである。結局、彼の主張では、逆気にして泄するのは腎水の病症なので、腎経の合穴で治療できるということになる。となると、逆気と泄は腎経の病候ということになり、『霊枢』経脈篇の腎の所生病「上気」、「腸辟」と同じと考えてよいのではないだろうか。

現代中国では、どう見ているのであろうか。

医学古典の研究では定評のある南京中医学院が編纂した『難経校釈』のその部分は、「合穴は水に属し、腎と関連する。腎は水を主り、水が下に積ると気は上逆する。水が腸に流れると便泄になる」と、ほぼ滑伯仁の説と同じ立場をとっており、六十八難のこの一節は、「本難で述べている五腧穴の主治病症は五行学説を結合して推論したものである」と、五行学説に基づく立場を採っている。しかし、これでは金・水・木・火・土に配列されている五腑については、説明がつかなくなってしまい、五臓の井滎輸経合の主治ということになるのではないだろうか。

『中医臨床』四十七号の趙吉平氏の論文「五行穴」には、「合穴は気機上逆の病症と下泄の病症を治療できる。一・胃気上逆、傷食穢泄には、胃経の合穴足三里を取る。二・肺気上逆には、尺沢を取る。三・脾虚による下痢には、脾の合穴陰陵泉を取る。四・腎陽が衰微し、下焦が固まらずに起こる遺尿や遺精、滑胎には、腎経の合穴陰谷を取る」と具体的に逆気と泄の内容が書かれている。これから明らかなことは、逆気と泄を関連させず、各経の合穴は、各経が所属する臓腑の逆気や泄の症状を治療できること、更には逆気と泄の内容もかなり広義のものとなっていることである。

最後に若干、卑見を述べておこう。

『難経』の特徴の一つは脈診から始まっていることである。これは錯簡によるものと解せないこともないが、脈学、経絡、臓腑、疾病、腧穴、針法と章区分される内容展開は、「上古天真論」から始まる『素問』と大きく違い、極めて臨床実践的である。四谷の針灸学校時代、恩師であった故藤木俊郎先生は『鍼灸医学源流考』の「難経について」のなかで、「私個人の印象として、かなり短い期間に一人の臨床家によって書かれたような気がする。もしくはある流派の数人の合作かもしれない」と論じておられるが、全く同感である。私自身、『難経解説』（東洋学術出版社刊）の仕事で、一時期、『難経』に明け『難経』に暮れる毎日を過ごしたことがあり、そんななかで『難経』の中国古代における存在意義をあれこれ、思い浮かべてみたことがある。結論的には、『難経』とは、特定の医療集団が何らかの目的をもって『霊枢』から編纂した針灸実用書ではないかと、現在でも考えている。それはおそらく中国古代において、針灸で一派を称えた医家が弟子に教えるために編纂した教科書か、扁鵲や華佗のような走方医の集団が持ち歩いたハンドブックだったのではないだろうか。

短い時間の流れのなかで、全編を一人ないし特定の集団が書き上げたとするならば、用語の使い方には一難から八十一難まで、それほど差異が無いはずである。この視点から八十一難全体を見てみると、「逆気而泄」と類似する内容が十六難に登場する。そこでは腎の病として「逆気、……泄如下重」と記されている。

結局、六十八難の「逆気而泄」とは、十六難との対応から考えると腎の病変を表す語句であり、腎気虚による気の逆上と下痢を表しているのではないだろうか。したがって、合穴が「逆気而泄」を治療できるのは、水性の水穴の場合だけであって、合穴全般に「逆気而泄」の治療効果があると考えるのは無理である。

六十八難の混乱は、五臓六腑には井滎輸経合穴があり、それぞれに主る所があるとし、つぎに五行穴の主る病症が記されており、最後にこれが五臓六腑の五行穴の主る病症だとしている点である。六十八難だけを素直に読んでみれば、確かに五臓六腑全ての五行穴が主る病症と読めないこともないが、『内経』や十六難などからこれらの病症を検討してみると、例えば「脾病は身痛体重」（『素問』標本病伝論）や「……体重節痛……これあるものは脾なり」（『難経』十六難）に見られるように、ここに示されている病症は心下満にしろ、身熱にしろ、体重節痛、喘咳寒熱、逆気而泄いずれも肝心脾肺腎の五臓の病症である。つまり、六十八難に書かれた病症は、五臓の五行穴の主る病症であり、それが何故主るのかは、肝経の井穴は木性の木穴、心経の腧穴は火性の火穴、脾経の輸穴は土性の土穴、肺経の経穴は金性の金穴、腎経の合穴は水性の水穴だからである。したがって、「井は心下満を主る」以下の文章は、五臓を例にした井滎輸経合穴の主病であり、これを六腑の五行穴の主病まで敷衍することは飛躍しすぎだと思われる。

『霊枢』邪気臓腑病形篇に「合は内腑を治す」とあるが、この場合の合穴は明らかに陽経の合穴であって、陰経のそれまで話を拡げるとおかしなことになってしまう。これと同じで、「逆気而泄」を主る合穴は、水性の水穴で、それは「逆気而泄」が水性の病症だからである。おなじ合穴でも、例えば胃経の合穴足三里は五行の配当では土性の土穴なので、土性の脾胃の疾患では主穴になっても、「逆気而泄」の主穴にはならない。要するに、六十八難は五行穴の五行の属性のなかで、五臓六腑の属性と全く同じものの主治を、五臓を例にあげて示したものであり、次の六十九難が五行穴の五行の属性が両行にまたがっている場合の治療原則を示しているのと対をなすものである。

結論として、「逆気而泄」は逆気と泄を切り離して考えてはならず、どちらも腎の症状で、逆気は腎不納気による息切れや喘息、泄は五更瀉の類である。

学生諸君は分かってくれるかな？この屋上屋を重ねる理論展開を。

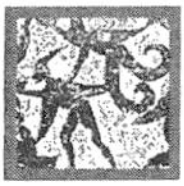

虢《かく》太子蘇生の法

虢国を通過した扁鵲がその国の太子の「死」に遭遇し、かれを蘇生させた『史記』扁鵲倉公列伝の記述によって、扁鵲は中国医学史上に永くその名を留める栄誉を獲得している。

では、かれは一体、どのような治療を虢太子に施したのか。司馬遷は医家でなかったこともあるであろう、極めて簡略にしかその内容を伝えていない。「扁鵲、乃ち弟子子陽をして針を砥石にとぎ、以て外の三陽五会に取らしむ。間ありて太子蘇る」。つまり外の三陽五会に針を刺して蘇生させたということなのだが、外の三陽五会とは、何だろう?外とは恐らく体表の意味であろう。あるいは外治を指しているかもしれない。いずれにしろ理解可能であるが、難物は三陽五会である。三陽五会は一つのツボ名なのか、三陽と五会という二つのツボなのか、三陽は三つのツボ、五会は五つのツボなのか、三陽経の五つのツボなのか、それとも太陽（三陽）の五会穴なのか、この字面だけをみていると幾通りもの解釈が出てきそうである。

そこで、現代中国の中医辞典や医学史書に当たってみた。ところが、いずれの本も、そんなことはとっくに解決済だといわんばかりに「百会穴の別名」（例えば『針灸大辞典』張大千著）としているのである。上海科学技術出版社の『針灸学辞典』などは百会穴とした後、『針灸大全』では「三陽」と「五会」と分けているが、それは誤りだと指摘しているほどである。

三陽五会を百会穴とするのは、晋代の『針灸甲乙経』が最初だとされる。著者の皇甫謐は西暦二一五年に生まれ、二八二年に没しているのだから、紀元前百年頃生存していた司馬遷とは三百年以上の隔たりがあり、この両者がはたして同じものなのか、確かめる術もないが、なぜか今の中国では前述の如く、諸書がおしなべて百会穴としているのである。

次に、今度は歴代の医書にあたってみた。そうすると『黄帝明堂経』、『針灸聚英』、『針灸大成』はじめ歴代の医書も悉く百会穴としている。清代の『医経理解』（程扶生著）などは、百会穴の別名とした上で、「督脈、足太陽、手足の少陽、厥陰の会なので、三陽五会と名付けたのである」と命名理由まで記している。とすると三陽五会を百会穴にするのは、これはもう常識なのだなと思えてくる。

ところが、諸橋の『大漢和辞典』が歴代の『史記』注釈書に基づいて記した三陽五会は「医家の語。手足にある太陽、小陽、陽明の三陽と、百会、胸会、聴会、気会、臑会の五会。三陽五輪」である。また平凡社の中国古典文学全集『史記』の該当部分は「からだの表面にある三陽（手足のそれぞれにある三つの陽のつぼ）と五会（五臓に通じるつぼ）」とある。石田秀実先生の近著『中国医学思想史』（東京大学出版会）では、「三陽五輪という言葉は、脈（三陽は通常、太陽脈）と『荘子』人間世篇の五管を指すと考えてよいだろう」となっている。これは足太陽膀胱経の背部の五輸穴を意味している。

なぜ、このような食い違いが生じるのだろうか。一つ考えられることは、医学を臨床的に行っている医家と中国文学や中国哲学を専攻している研究者の視点の違いである。医家は実践的要請から、屍厥を治すには、百会、人中、会陰などのツボに刺針して任督両脈を通じさせることが肝要であることを、すぐ念頭に置く。だから皇甫謐が三陽五会は督脈の百会穴だと主張し、たとえそれが扁鵲の取穴とまるっきり違っていたとしても、疑義を挾むこともなく、すんなりと受け入れてしまうのである。これに対し研究者は広く関連資料を渉猟し、その検討のなかから一番史実に近いと思われるものを選択する。そこには実際に屍厥を治すにはどうしたらよいかといった思考は入らない。

扁鵲の「わたしは死人を生かすことなどはできない。この当然ひとりで生きるはずの人を、わたしがおきあがらせてやったにすぎない」という言葉は、医家としての面目躍如たるものがあるのだが、後世の人々はその意を汲むことなく、死者を蘇らせる神医として「薬王」の名を冠せ、彼を神席に列してしまった。諸天善神と同席する肩身の狭さを、今も彼は噛み締めているに相違ない。

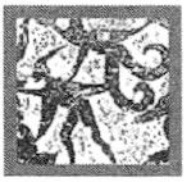

五華

五華とは五臓の栄華が外に現れることで、出典は『素問』六節蔵象論である。そこには

「心の華は面に在る。肺の華は毛に在る。腎の華は髪に在る。肝の華は爪に在る。脾・胃・大腸・小腸・三焦・膀胱の華は唇の四白に在る」、と記されている。つまり五臓にはそれぞれその機能状態を端的に表している体表部位があり、例えば、心は全身の血脈を主っているので、血気が充満しているかどうかを判断する場合、顔色を見ることで、それが可能であるということである。同様にして肺の状態は毛、腎は髪、肝は爪を見ることで把握できるという。「唇の四白にある」の四白は口唇の周りの白い肉の部分を指していて、脾胃をはじめ大腸・小腸・三焦・膀胱の機能状態は唇やその周辺に反映されるのである。同様の内容は次の『素問』五蔵生成篇にもみられるが、「華」のかわりに「栄」の文字が当てられ、「脾・胃・大腸・小腸・三焦・膀胱の華は唇の四白に在る」の部分は、「脾はその栄は唇である」になっている。いずれにしろ、内臓の機能状態が顔や毫毛、爪、唇、毛髪の色艶や形態に投影されていることを述べたものであり、外候から内を窺う中医学の理論的根拠となるものである。

というわけで、針灸学校の授業でも「五華とは云々」とひとしきり話したところ、学生の一人が「先生、国家試験の問題集には五華の脾の項は唇乳となっていますが、乳房は脾の華なのですか」と質問してきた。

確か乳房に関連する経脈は、乳頭が肝経、その他の乳房部分は胃経なので、「脾の華にはなっていないと思いますが」、とその場は曖昧に答えて、家に帰って早速、調べてみた。兵藤正義、芹澤勝助、木下晴都、北出利勝といった現代日本の針灸界を代表する諸先生が監修された『簡明鍼灸医学辞典』(医歯薬出版社刊)には五華を「五臓の主る体の付属器官」として、五行の土の華に唇乳を当てている。更に柳谷素霊先生も『鍼灸医術の門』(医道の日本社刊)のなかの「五行の色体表」で五華を「五臓精気がつく色沢に発するところのもの」と説明し、脾の華を「唇(乳)」としているし、小野文恵先生の『鍼灸臨床入門』(医道の日本社刊)もまたしかりであった。

となると、日本では唇乳が常識で、知らなかったのは単に小生の不勉強によるものと思えてくるのだが、さらに調べてみると、竹山晋一郎著『漢方医術復興の理論』(績文堂刊)の「経絡治療入門総論篇」には、五華は唇となっており、代田文誌著『鍼灸真髄』(医道の日本社刊)で紹介された沢田健先生の「五臓之色体表」では、唇は五根(眼・舌・唇・鼻・耳)の土、乳は五支(爪・毛・乳・息・肢)の土の項に分けて配当されているので、必ずしも唇乳が五華の土と統一されているわけでもないようである。

乳房を脾の華とした底本は何なのだろう。この点については、ぜひご存知の方から教えていただきたいのだが、私としては、五華の脾の項には乳房を加えないほうがいいように思える。その理由はあくまで感覚的なもので、確信をもって言っているわけではないが、次の二点である。ひとつには乳房は単に肌肉ではなく、肝脾との関連の深い一つの器官であり、経脈的にも肝経と胃経が循行し、その病症は多く肝脾の変動によるので、脾の機能状態に限定することができないのではないかということ。もうひとつは、五華の存在意義が五臓の状態や機能を診断することにあるとするならば、それは医家が望診において確かめやすい体表部位のはずで、「乳を露わにする」といった理由で、太医院針灸科を廃止した道光二年（一八二二年）の清朝の勅令を見るまでもなく、治療においてさえ女性の乳房を露出させることが困難であった歴代の中国で、五臓の診断に乳房を用いたとは考えにくいためである。

まあ、日本だってなにせ糸脈だったのだから、その困難さは容易に想像できることである。

募穴私考

募穴の名称が最初に見られるのは『素問』である。そこには口苦に対し胆募兪を用いること（「奇病論」）や、腹暴満に対し胃募穴に刺針すること（「通評虚実論」）が記されているが、散発的で募穴をまとまっては取り扱っていない。『難経』六十七難にも五臓の募穴が胸腹部にあって陰に属していることと、募穴が陽病を治療できることが述べられており、これは募穴の位置とその主治証を概略的に示したものであるが、まだどの経穴が募穴なのかを明らかにはしておらず、さらに六腑の募穴についての記載もない。

募穴を具体的に示したのは『針灸甲乙経』が最初である。同書には、「巨闕、心募也」とか「中脘、胃募也」といった形で五臓六腑の募穴が記されている。

募穴の特徴は、ひとつには臓腑の部位に基づいてその高低が決まっていることである。

例えば肺は「華蓋となす」といわれるように五臓六腑では一番高い位置にあるので、その募穴の「中府」は募穴の中で一番高位にあり、一番低い膀胱に対応する「中極」は募穴の中で最低位なのである。これは募穴が臓腑の近くにあって、臓腑の気の聚まるところだからである。つまり募穴とは臓腑の病変を投影する胸腹部の特定部位であり、同時に臓腑の病変を治療できる場所でもある。このことから敷衍すれば、募穴はなにも経穴である必要はなく、奇穴でもよいはずである。だから本経に属す募穴が中府（肺経）、日月（胆経）、期門（肝経）と三つしかないのは、むしろ当然であって驚くには値しない。

ところで、日本でも中国でも一部の針灸書に、募穴を経脈に帰属させている記述がみられるのはどういうわけなのだろう。例えば中脘は胃の募穴ではなく、胃経の募穴といった類である。本間祥白先生も『経絡治療講話』のなかで、「この穴は経に一穴ずつ所属しているが、必ずしも自分の経脈中にあるというのではなく、他経の穴を借用している場合があります」として、「肺経の中府」といった表現を使っている。古典に精通していた本間先生がなぜ、例えば古典に記載されている「肺之募也」（甲乙経など）をわざわざ肺経の募穴にしたのだろうか。

わたし自身は素直に、臓腑の気の聚まる胸腹部の特定部位を募穴としたと思うので、経脈とは切り離して「肺の募穴」といった表現の方が適切だと考えている。

募穴に関してもうひとつ、奇異なことは、心包の募穴「膻中」である。古典には心包の募穴は記されていないのだが、なぜか今日の経穴学書の多くは「膻中」を、なんのコメントもなしに心包の募穴としている。一九二六年に出版された謝観著『中国医学大辞典』ですら、「膻中」を心包の募穴としては扱っていないのにである。さすがに本間先生は前掲書において、心包経に募穴はないと主張されている。長浜善夫博士は、「古典においては、心包の募は明示されていない。しかし、膻中は心包の別名なので、厥陰兪に対応する募とみなされる。」（『東洋医学概説』）ときちんとその理由を示している。膻中穴の膻中がはたして心包と同義語か、疑問はあるものの、こうした注記によって心包の募穴について読者の喚起を促すことは絶対に必要なことである。

これからの経穴書は、膻中を心包の募穴としたのは近代であり、古典には記載されていないことをはっきり明示した上で、六臓六腑の募穴を示さなければならない。でなければ針灸学校で針灸を学ぶ人達は、なんの疑いもなく膻中を心包の募穴として棒暗記してしまうであろう。

それにしてもなぜ、針灸の古典では心包の募穴がないのだろう。『針灸大成』の著者楊継洲は、厥陰兪の説明の所で、「臓腑はすべて背に兪があるのに、心包絡だけがないのはなぜか?」という問に対し、「厥陰兪が心包絡の兪である。」と記している。その彼でさえ、心包の募穴については語っていない。その真意のほどを知りたい所である。

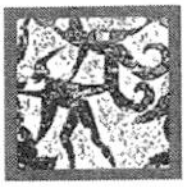

弓と針

奇縁というべきか、正月明けに稲垣源四郎先生が拙宅を突然、訪問された。稲垣先生は日置《へき》流弓術を今日に受け継ぐ第一人者であり、早大、筑波大で長く教壇に立って弓の指導にあたられている人物で、弓道界にあっては誰一人としてその名を知らぬ者がない斯界の長老である。

実は三十年ほど以前、私は体育の授業で一年間、先生の講義を受講し、実技のてほどきをうけた。実技の方は矢が後方に飛ぶかも知れないと先生に言わしめたほどの「腕前」だったのだが、講義の内容は実に興味深く拝聴し、「歩射」「やごろ」「貫中久」といった日置流の理論を親しく学ぶことができた。

戦国弓術の真髄――形にとらわれないこと、どのような状態でも、たとえ寝転がってであれ、必ず矢を放てること、的に必中させること、という極めて実戦的弓を目的とした日置流は江戸時代以降、形式美を求めた小笠原流などの他派とは異なった形で近代弓道へと推移したといわれる。

稲垣先生は来訪の目的を二つ挙げられた。一つは針灸治療家は気をどうみているか、もう一つは自分の体を診て何か感得するものがあれば述べよ、というものであった。

前者は針灸師が生涯、追求すべき深遠なテーマであって、数時間の語らいの中で話せるものでもないのだが、自分が日頃、感じていることを弓と関連づけて、大筋、つぎのように申し上げた。

弓術において矢を放つ瞬間の意識が重要な要素であるのと同様、針術にあっても、針を刺す瞬間の術者の状態が治療効果を左右する。直接的には切皮時の痛みの有無に現れてくるのではないだろうか。私は元来、ぶきっちょなので今でも治療の時は、息を調えて腹の底まで息が達するような状態にし、その上で両手と刺針部位に意識を集中して、さあ刺すぞといった気持ちで針を刺す。したがって、そんな時に話し掛けられたりすると気持ちが乱れ、実に気分がよくなく、ひいては痛い針になったり、あまり効果を引き出すことができない。かといって意識しすぎると、息が苦しくなって息継ぎができなくなる。こんなわけで、開業当初はしばしば治療を中断した。いまでは逆に慣れてきて心が刺針操作から離れ、あらぬことを考えながら刺すことがあるので、あまり効かない針になってしまったりする。

この刺す瞬間の意識のありようは言葉で言えば「自然」とでもいえるのだろうが、これを体得するためには長い時間の習練を必要とするのではないだろうか。私の師匠の横山瑞生先生は、話をしながらでも、テレビを見ながらでも、無造作に中国針のような太い針を無痛で刺せるので、感心したことがある。これこそ師匠の長年の習練の賜物で、「まだまだ浅川君には負けないよ」と師匠が強力にアピールしているのかもしれない。

このような内容をまとまりなくお話したところ、稲垣先生は弓術と針術の根底には共通するものがあるかもしれませんねと言われ、同席されたお弟子さんを指差し、「彼は重要な大会だとよく発射の直前に気が抜けるように身体が緩んでしまうのだが、そういう時は的や射放つ瞬間を意識してしまうからですよ」となかなか手厳しい指摘をされていた。

もう一つの件については私も武道を極めた人の体はどうなっているのか、以前から興味があったので、先生の舌、脈、腹部を拝見した。というのも、空手などの武術で三〜四段に達した時に白隠禅師の禅病のように、突然、体調を崩し、場合によっては社会的活動に支障をきたす事例を幾つも診ているからである。そのいずれもが上実の極もしくは上実下虚の逆三角形の状態を呈しており、そのことから考えると、おそらく稲垣先生の腹部はその逆で瓢箪腹になっているにちがいないと勝手に推察していた。ところが実際には、上腹部も中脘を中心にやや硬く、上腹部、下腹部ともに実の状態を呈していた。これが実戦的弓術である日置流によって作られた肉体なのであろう。

笑みをうかべたお顔からは八十三歳という年齢を感じさせない光と生気が伺えた。ご長寿と今後一層のご活躍を切に願うものである。

兪穴私考

『中医臨床』五十五号で「募穴私考」と題して募穴について卑見をのべたが、兪募穴と総称されるように募穴と兪穴はいくつかの面で共通性をもっている。例えば、どちらも臓腑の反応が現れる体幹部の特定部位であり、経脈との関連よりは直接、臓腑と対応するものである。したがって「募穴私考」では募穴に対し何々経の募穴といった表記をするのは誤りではないかと述べ、さらに心包の募穴は本来、なかったと記した。この点は背部兪穴でも同じで、兪穴は臓腑の位置の高低と対応していて、膀胱経への帰属性は薄く、また心包の兪穴厥陰兪もかなり後世になって、明代あたりに考案されたものである。

背部兪穴の位置に関しては、すでに『中医臨床』十一号に「各家の『背兪穴』の異同について」と題した李鼎氏の優れた論文が掲載されており、黄帝派、扁鵲派、華佗派、龍銜素派、僧医派、チベット派で背兪穴の縦横の位置がそれぞれ異なっていることに検討を加えているので、それを参照していただくとして、私としてはもっと素朴な疑問を背部兪穴にぶつけてみることにしよう。

背部の膀胱経にはなぜ第一側線と第二側線があるのだろうか。複線のように同じ経脈の本経が並んで走行し、第一側線と第二側線の同じ高さの所にそれぞれ経穴が存在するのは、背部の膀胱経だけである。確かに頭部の胆経が一部、並行して走行するが、頭部の胆経は完骨から本神まで経穴がないことからすると、並行するとはいっても、膀胱経のそれとはかなり様相を異にする。そして膀胱経の脊柱寄りには華佗夾脊穴が第一胸椎から第五腰椎まで、各棘突起の傍ら五分〜一寸の所に計三十四穴、縦に並んでいる。さらに脊柱中線には督脈が走行し、各棘突起間に督脈に所属する経穴が配列されている。こうしてみると、背部では同じ高さの所に督脈穴、夾脊穴、背兪穴、膀胱経第二側線穴と四穴並んでいる。例えば第三胸椎棘突起下でみてみると、脊柱中線上に督脈の身柱穴があり、その傍ら五分には文革期の中国で肺熱穴と呼んだ夾脊穴があり、一寸五分の所には肺兪穴、三寸離れた肩甲骨内縁には魄戸穴が存在する。しかし、この四穴の間の使い分けをどのように考えたらいいのだろうか。前出の李鼎氏は「第二側線は第一側線の附属穴、補充穴と見なしてさしつかえなく、臨床においてもあまり多く用いない」と結論づけている。しかし、無数にある体表の腧穴のうちから三六一穴だけを経穴とし、臨床的に優れた治療効果をもつ多くの経脈上の腧穴を奇穴として処遇していることから考えると、第二側線の膀胱経穴を背部兪穴の補助穴と見なしてしまっていいのだろうか。中国古代において経穴が設定された時、膀胱経の一側線と二側線の経穴では異なった認識をもっていたのではないだろうか。

そこで次のように考えてみた。まず横に並んだ四穴は同じ高さにあるので、治療できる臓腑は同じである。例えば第三胸椎棘突起下の四穴はすべて肺を主治するものである。では四穴をどのように使い分けるのか。そこで考えられるのが、督脈は身体を縦に割った時に最も陽の位置にあって「一身の陽気を主る」ということである。つまり督脈、華佗夾脊穴、第一側線、第二側線の順に陽から陰が強まっているのである。もし外邪が侵入したとしたら、純陽とも言える督脈に邪が侵入し、正気と激しい闘いが展開され、悪寒発熱、項強といった外感病特有の症状があらわれる。こうした時、督脈の大椎穴や陶道穴などがよく用いられる。しかし、外感の病邪がさらに中に侵入して慢性化したり、あるいは臓腑陰陽の失調でおこる諸々の症状では、むしろ背部兪穴のほうが適切な治療穴となる。なぜなら背部兪穴は虚実寒熱の全ての病態に対応できるからである。そして、もし正気が不足してきて虚損の状態になってきたら、第二側線の膀胱経穴が登場する。第二側線の経穴は補虚の作用が強くなるからである。つまり、督脈や華佗夾脊穴は実証や熱証に対処し、第二側線の経穴は虚証に対処し、背部兪穴はそのどちらにも対処できるのではないだろうか。だからこそ、背部兪穴は一般の経穴ではなく要穴として遇されているのではないだろうか。

中医針灸の行方

一九九三年の『医道の日本』第五八五～五八六号に掲載された「現代中国針灸の流派について」（猪飼祥夫著）は、実に興味深かった。現代中国の針灸にいくつもの流派があり、なかでも中西医結合派が次第に大勢を占めてきている現在の中国の情況を、呉兆森氏（中国中医研究院針灸研究所）が率直に語っているからである。彼は言う。「今では中西医結合派はだんだんと数が増え、そして独自の理論体系を形成するようになりました。伝統的中医理論を放棄することに始まり、現代医学の解釈を採用して、針灸を指導する現象となって現れました。……中西医結合派の中にも中医理論を堅持して指導原則としようとする人がいます。これらの人は残念ながら少数派なのです。……中西医結合派は将来は二つに分裂しそうです。中西医結合派の現代派と伝統派とになりそうです。現代派の理論の原則は『素問』や『霊枢』ではなく現代医学なのです。当然、臨床効果の判定は客観的な指標が根拠となっています。……中医研究院で、宋正廉、田従豁、王本顕を除くほかの先生がたは、弁証施治を考慮することは非常に少ないのです」

ここ十数年、目にしてきた中国各地の中医学院の教科書では、その最初に弁証論治の重要性が記されている。例えば南京中医学院の王新華氏が執筆された『中医学基礎理論』（日本語訳は『基礎中医学』谷口書店）には、「弁証論治は弁証施治ともいい、中医における疾病認識と疾病治療の基本原則である。」となっており、中医学の正に骨幹であることを謳っている。さらに「針あるいは灸を用い、経絡経穴に刺激をあたえ、疾病を治療するわけであるが、……理法方穴術は針灸弁証論治のすべての過程であり、これが針灸弁証論治の特徴である」(『針灸学』［基礎篇］東洋学術出版社)と外治法としての中医針灸の独自性がそれに加味される。

こうした原則は当然、針灸の臨床において必要不可欠のものであるからこそ、各中医学院での教育で教学の第一に挙げているのではないのだろうか。決して単なるお題目や建前ではないはずである。

ところが、中国から出版されている近年の中医学関係の雑誌、例えば『中国針灸』などは、そのほとんどが、西洋医学上の診断名に基づく針灸治療に終始しており、弁証論治はまったく影をひそめている。それでも以前は西洋医学的に診断の下った病症に、さらに弁証分型と称する中医学的分析を加え、その分型に基づいて、配穴処方と手技が施され、治癒判断も四診上の所見と西洋医学的所見によってなされる西医と中医のサンドイッチ的方法がとられていたが、いまやそれも放棄しようとしているようである。私がこうした中国の趨勢に、最初に雑誌で気付いたのは、『上海針灸雑誌』一九九〇年二号の「針灸治療遺尿的進展」と題する潘立民氏の論文であった。この論文は遺尿に関する中国各地からの報道をまとめたものであるが、そのなかで同氏は、「報道を帰納すると、治療を指導する思考方法には大体、①弁証論治、②対病施治、③中西医理論結合の三種類の原則が存在する。

ここ数年、伝統的な弁証論治を原則として、単純に治療を指導する研究は、新たなものをほとんど造りだせなかったばかりでなく、ひましに減少の趨勢にある。……この法則は臨床上ではすでに基本的に他の二種類の法則にとって代わられている。……この時期に大きく発展したのは中西医理論結合を原則とした本病の治療である。……」と述べ、現代医学の解剖、生理、病理を柱にした針灸治療が主流を形成する趨勢にあることを明らかにしている。

こうした最近の中国の動向は、弁証論治がその実効性に乏しいことを示しているのであろうか。私にはむしろ中国の針灸が置かれている医療制度、つまり病院針灸といった情況が、老中医達の職人芸的な中医針灸と弁証論治を受け入れなくなってきているからではないかと思われる。

論理を飛躍させれば、西洋医学とは独立した存在である我々日本の開業針灸師こそ、数千年にわたって築き上げてきたこの弁証論治を、将来にわたって担っていける旗手となりうるのではないだろうか。

新しい日本古典派針灸の創設を

一九九四年十月三十日に行われた日本経絡学会（現日本伝統鍼灸学会）第二十二回学術大会の「病症から病証へ」と題するシンポジウムに、シンポジストの一人として参加し、自説を述べる機会が与えられたが、話すということは自分の思っていることの何分の一も他人に伝達できるものではないので、ここであらためて発言したかったことを整理して問題提起し、各位の御批判を仰ぐこととする。

私の主張は日本経絡学会誌の抄録にも記した次の一点である。「私自身は臓腑を主とし経絡を従とする臓腑経絡弁証を、日本の将来の鍼灸は併存させるべきと考える」

かねてから私は日本の経絡治療には臓腑論が欠落していることが最大の問題点だと感じていた（『中医臨床』四十一号「日中針灸の異と同について」の私の発言を参照のこと）。

確かに経絡派の人々が臓腑について論じることはあっても、それは古典的知識としてであって、人体を認識し、その変動を察知して治療にそれを結びつけていく上では、経絡派にとって臓腑は必要がなくなってしまう。ではこうした臓腑に対する認識を欠落した古典派針灸は日本の伝統的針灸なのだろうか。昭和十年代に経絡治療が確立する以前の日本の針灸治療は、沢田流の太極療法にしろ、臓腑も念頭においたものではなかったのではないだろうか。

竹山晋一郎著『漢方医術復興の理論』の巻末に竹山先生の追悼座談会が掲載されているが、そこに、「最初は経絡的治療といったんですってね。ところが的なんて字を入れちゃ駄目だ、テキを取っちまえってんで、竹山先生が『経絡治療』という名前に決めた」という話が載っている。これは極めて興味深いことである。恐らく当時の弥生会のメンバーは針灸の他の方法、例えば臓腑的治療との併存のなかで、経絡的治療の優位性を誇示していくことを目指したのではなかったかと思われるのだが、竹山氏は的を削ることで、経絡治療の唯一性を前面に掲げたのではないだろうか。従って、的の有無は単なる表現の違いではなく、その持つ意味内容には本質的相違が含まれているのである。

『漢方医術復興の理論』を通読すると、そこには昭和初期の左翼的文化人の思想が披瀝されている。唯物弁証法を針灸治療に適用し、西洋医学と比して針灸治療の優位性を、「基礎的な生理、解剖、病因、病症等の理論体系と、臨床実践のための技術体系とが統一されて理論化され、臨床医学として臨床実践に役立つ」ことに求めた彼の思想の具現化が、経絡治療といってよい。彼は経絡治療の本義として、「『経絡治療』は経絡の変動を察候して、針または灸によって、その変動を調整することにより、人体の疾病に対する自然的治癒能力を助けて、その違和を取り除く治療術」であると規定する。そして、経絡の変動つまり経絡の虚実を六部定位脈診で察知し、「病証」を決定し、その「主証」に対して『難経』六十九難と七十五難の相生・相剋に基づいて、五行穴を選穴して随証治療することを「本治」（根本治療）とする針灸の治療体系即ち経絡治療を作りあげたのである。

経絡に着目し、人体の変調を経絡の虚実という平面でとらえ、その調整を五行穴を使って行う治療法を確立したことは針灸の歴史において画期的なことであり、その不朽の業績は、竹山先生始め本間祥白・柳谷素霊・岡田明祐・井上恵理・小野文恵といった弥生会の諸先生たちに帰することは、いうまでもないことであるが、それはあくまで『内経』によって確立した臓腑経絡体系針灸の、『霊枢』経脈篇や『難経』六十九難に基づく一つの治療法であって、例えば『難経』五十六難を敷衍して考え出された、腹部の積聚で身体の状態を判断し背部兪穴で全身を調える積聚治療や、時間の推移で治療穴を決定する竇黙の子午流注などと同等のものであったはずである。

竹山先生は優れた組織者であり、教育者であり、宣伝者であったが故に、そして名家秘穴や「科学派」に抗して、診断から治療までの一貫した理論と技術が統合された針灸治療体系をうちたてることを誰よりも強く希求したが故に、経絡的治療は彼の手で経絡治療へと昇華し、また彼の同志や弟子たちが各針灸学校や針灸団体の中核を占めるなかで、日本では経絡治療＝古典派針灸となったのではないだろうか。

彼たちは何故、臓腑を古典的知識に止めたのか。よく聞かれる説明は、日本では臓腑の機能に直接働きかける湯液の使用が針灸師では禁止されており、経絡を介してのみ臓腑に働きかけざるをえないので、『霊枢』経脈篇に依拠した経絡治療が確立したのだということである。

しかし、『内経』を整理し直した『類経』（明代・張介賓撰）や『内経知要』（明代・李中梓撰）などを参照してみるまでもなく、「内経医学」では、臓腑と経絡は人体構造の基本であり、その構造の中を気血水や精気が還流するという認識に立っていたのであり、さらには、人体と自然との相応性をも認識の対象にしているのであって、もし我々が「内医経学」の全的視野をもって病態を認識しようとするならば、臓腑の変動、経絡の変動、気血水の変動といった人体の多面的変化を察候して、その病因病機を外的環境を含め全体的に捉えるべきで、そこにこそ西洋医学の細分化された人体認識にたいする「内経医学」の優位性があるのである。従って、日本では、針灸師は針灸しか扱えないといった特殊な外的制約が存在することで、我々の人体に対する認識そのものまでも、経絡に止めてしまってはならない。さらには、兪募穴を例にとるまでもなく、針灸は臓腑経絡の両方に対する調整作用をもつものであって、経絡のみの調整を計るものではなかったはずである。（兪募穴についての卑見は本書の「募穴私考」「兪穴私考」を参照のこと）したがって、歴史的には、統一した医学思想のもとに、経絡の変動を察候して鍼または灸によってその変動を調整する「経絡的治療」と、臓腑の変動を察候して鍼または灸によってその変動を調整する「臓腑的治療」がともに存在したのであり、そのことをふまえるならば、当面、日本において、「経絡的治療」と「臓腑的治療」の併存と融和がはかられるべきである。その点からみても、今後の「経絡学会」の果たす役割は極めて大であろう。

経絡治療が日本の古典派針灸の主流となるなかで、蔵象学説と呼ばれる臓腑論に対する認識が欠落してしまったこの五十年間の日本古典派針灸の閉塞情況を打破し、将来、普遍性を有する古典派針灸を創設するために、我々が払うべき努力は当面、次の三点である。
①「経絡治療」が出現する以前の日本針灸の臨床経験とその理論的背景を総括すること。
②古代中国で形成された「内経医学」を体系として把握すること。
③「内経医学」を中国的に発展させた臓腑経絡弁証に基づいて現代の臨床実践を行っている「中医針灸学」から学ぶこと。

私は竹山先生の薫陶を直接うけたことはないが、「われわれは素問・霊枢・難経を中心として針灸術の古典の本質を理解し、臨床体系とそれを支えている柱の東洋的ものの見方・考え方を把握し、その上にそれを、この国の現代に生かそうと考えたのである。」と主張する彼の基本的考え方には全く同感である。そして、この立場が確認できるならば、経絡派であろうと中医派であろうと、針灸に関する様々な問題に対し、同じ土俵で真摯な論争が可能なのではないだろうか。

日本古典派針灸に対する彼の滾るような熱い思いは、流派を越え、現在もなお我々一人一人の針灸師に伝わってくる。我々に課せられた任務は、彼の精神を学び、日々の臨床実践の中から、統一され普遍性をもち世界史的に継承されていく新たな古典派針灸の体系を創設することにほかならない。

司馬遷の狂気

李陵が戦死したのではなく、実は捕らえられて虜に降ったのだという確報が朝廷に伝わったとき、漢の武帝は嚇怒《かくど》したという。とするならば、前王の是とするところを律とし、後王の是とするところを令とする朝臣にとって、その下問にたいする答えは、佞臣《ねいしん》でなくても李陵に対する罰の重さを、彼個人に留めるか、九族に及ぼすかといった、程度問題でしかなかったはずである。『三国志演義』にみられるように、それが同じ漢民族の国家や集団の枠内であるならば、確かに敵に寝返っても、その後の活躍いかんによっては、再び重用されることもあるかもしれないが、相手は異民族で異なった言語と文化を有する匈奴である。武人であれば、死をもって自分の落ち度を購うのは当然のなりゆきであったはずである。したがって下問の番が司馬遷に回ってきたときの、李陵を擁護した彼の答申は、それが是か非かは別として、まったく意外でえらく場違いなものだったに相違ない。

司馬遷ほどの、物事を冷徹に分析できる人物が、なぜ、李陵を弁護したのであろうか。もし、李陵が司馬遷と親類なり縁戚であったなら、この話は多少なりとも理解できることである。あるいは下問が天文や暦のことであったなら、これは彼の職分にかかわることであり、身体を賭けて自説をまっとうすることも当然、ありうることである。しかし、李陵は単なる知人にしかすぎず、さらには武官の職務内容にたいして、太史令といった文官が口を挾むことなど、常識では考えられないことである。しかも話の内容次第では、司馬一族が誅殺の憂目に会うことだってありうるのであって、むしろ結果的には宮刑という彼の肉体の一部を欠損させることで事が済んだことは、幸運だったのかもしれないのである。さらに、彼が李陵の事件に巻き込まれたとき、すでに『史記』の執筆は半ばに達していたという。とするならば、ますます武帝の御前での彼の発言は、不可解としかいいようがない。

中島敦は小説『李陵』のなかで彼の心情を分析し、司馬遷の正義を主張するが、当方のような下衆からみれば、これは家族や一族のことを顧みない狂気以外のなにものでもないのではないだろうか。

二千年に及ぶ中国王朝のなかで、具申が時の権力者の意にそまらないがゆえに、一命を落としたことなど、枚挙の暇がないほどである。そしてこの立場は太医令といった医官であっても変わりはない。『新唐書』則天武皇后伝にみられる唐高宗の侍医のように、治療法を述べるだけであわや斬首の憂目に会うところだったのだから、まして見立てや治療が当を得ず、病情が悪化でもしたら、自らの命をもってそれを購わなければならなかったことも多かったはずである。とするならば、どのような情況、たとえ皇帝が死ぬような事態に陥っても、自己の治療の正当性を主張できる無謬的医学理論を作り上げ、そのことによって自己保身や一族の存続をはかったとしても、それは時代の制約に帰することであって、その人に責を負わせることではない。

しかし、問題は、現代の中医学理論にそうした宮廷医学が色濃く残存していることではないだろうか。どのような病変にたいしても、各種の弁証を使ってたちどころにそれを分析し、証をたて、治療方針を導くことができるのだが、それが本当に実効力を有するのかどうかはまた別の問題である。

伝統的中医学の完璧性と饒舌さにつきあってはいけない。それは中国宮廷医学であったがゆえの所産であって、我々は、そのなかから真に実効性のあるものと、まったく無意味なものを区分していかなければならない。そして、その作業こそ、我々、臨床家の責務なのである。

司馬遷はなぜ、こうした狂気の行動に走ったのだろうか。その真意は司馬遷のみぞ知るのだが、案外、彼の心の奥底にある、事実を事実として記録する史家としての自分への嫌気が、李陵の一件を機に暴発したのかもしれない。

しかし、その狂気は、まぎれもなく彼を歴史の記録者だけではなく、歴史の創作者に仕立てているのである。

是動病・所生病

一九九四年（平成六年）行われた第二十二回日本経絡学会（現日本伝統鍼灸学会）学術大会のシンポジウム「病症から病証へ」にシンポジストの一人として参加したが、是動病と所生病についてどう考えるかといった会場からの質問に対し、私は次のように答えた。

「是動病と所生病は『馬王堆』と『張香山』で同じ内容のものが出ているわけです。できれば経絡学会の学術部会などで、所生病と是動病について今までの歴代の論争や『難経』二十二難について（これについては僕は否定的なんですがこれも含めて）、この学会としての見解をもう一度世に出すべきだろうと思います。そのために小委員会をつくってもいいんじゃないでしょうか」と（日本経絡学会誌第二十一巻第二号）。

「是動病」「所生病」については、古来、様々な意見が語られてきたが、未だ見解の一致をみていないのは、衆知の通りである。しかし、近年、馬王堆や張香山から相次いで出土した帛書に「是動則病……、其所産病……」とあり、『霊枢』経脈篇の「是動病」「所生病」と関連する内容が記されていたことから、「是動病」「所生病」の解釈をめぐって千年にもわたって繰り広げられてきた論争も、『霊枢』経脈篇と帛書や『内経』の他の部分との比較分析のなかから、今や一定の結論を出せる地点まで、ようやく到達したと言えるのではないだろうか。

こうした状況にあって、わが経絡学会でも、この問題に対する多面的な検討を行い、我々の針灸臨床の礎ともいうべき古代中国における針灸医学の源流に関して、相互の認識を深め、中医派と経絡派で日本の新たな古典派針灸を創設していくためのベイシックな共有財産としていかなければならないであろう。このことを念頭におき、さらにはシンポにおける私の発言をその場限りの無責任なものとしないために、私は改めてこの誌面を借りて、学術部会にこの問題の小委員会を設置し、例えば一年といった一定期間、各委員が自分に与えられたテーマを調査し報告書を提出するとともに、合同検討会を積み重ねて数年で一定の結論を出し、経絡学会の学術大会でその内容を組上にのせることを経絡学会の関係者に訴えたい。

そこで、この小委員会の設立に現実味を持たせるため、「是動病」と「所生病」について自分なりに検討すべきテーマとその概要を考えてみた。以下、箇条書き的にそれらを列挙し、関係各位のご意見・ご批判を仰ぐ所存である。

Ⅰ 『霊枢』経脈篇にある「是動病」と「所生病」の病候の検討

ⓐ『霊枢』の「是動病」と「所生病」及び帛書の『陰陽十一脈灸経』・『足臂十一脈灸経』、さらには『内経』の他部分に記されている経脈病候がどのような病態を示すものなのかを明らかにする。

ⓑ 帛書『足臂十一脈灸経』の未分化の病候と『陰陽十一脈灸経』における「是動病」

と「所産病」に分類された病候を比較分析する。

ⓒ『陰陽十一脈灸経』の「是動病」「所産病」と『霊枢』の「是動病」「所生病」を比較検討する。

ⓓ『素問』・『霊枢』の他篇に見られる関連病候と比較検討する。

ⓔⓐ~ⓓから「是動病」と「所生病」の病候の特徴をさぐる。

Ⅱ 『陰陽十一脈灸経』と『霊枢』経脈篇の該当部位における文章構造上の特徴を明らかにし、是動と所生を文法的に分析することによって、『難経』がなぜ「是動病」と「所生病」としたのかを考える。

Ⅲ 『霊枢』経脈篇に記された六陽経の「所生病」の文章表現「是主×所生病者……」の×の所には、腑名が入らず、それぞれ津・液・気・血・筋・骨が入るのはなぜか?（六陰経では×の所に臓名が入る）

Ⅳ 『霊枢』経脈篇では、肺経、大腸経、胃経の所生病のあとに「気盛」と「気虚」の病候が記されている。

ⓐなぜこの三脈だけにこうした病候が書かれているのか。

ⓑ「是動病」「所生病」と「気盛」「気虚」の病候はどのように関連しているのか。

「是動病」と「所生病」に関する古今東西の見解を集約し、その整合性を問う。例えば私の恩師である故藤木俊郎先生は『鍼灸医学源流考』のなかで「是動病は厥である」と記しており、上海中医学院の『針灸学』では所生病をその経の経穴が主治できる病証としている、などである。

これらを一つ一つ検討していく作業が必要である。

稲垣源四郎先生のこと

日置流弓術を今日に伝える稲垣源四郎先生が一九九五年十一月十七日、ご逝去された。享年八十四歳。

以前、『中医臨床』五十六号の『針灸よもやま話』に、「弓と針」と題して、奇しき縁から稲垣先生と知り合い、弓にまつわる様々なお話を承ったことを書いたが、その後もご厚情を賜り、何度かお体を拝察する機会に恵まれたので、その顚末をここに明らかにして、先生への弔辞とさせていただくことにする。

昨年（一九九四年）六月に続けて三度、わが家に来られた。その目的は、夏に一ヵ月ほどドイツに弓の講習で行かなければならないが、果して行ってこられるだろうかというものであった。

舌は淡暗紅紫舌で白滑苔が覆い、辺縁は腫脹して、右辺縁の一部に瘀斑が見られ、舌の脾胃の部位には裂紋が三筋ほど刻まれている。脈は沈細緩虚で結脈が認められる。腹部は左天枢と下脘付近に硬結があり、また左の太谿穴の所にぐりぐりした結節が触れる。以上のことから、血脈が阻滞し瘀血になっている所が臓腑の一部に存在することが伺えるのだが、六部定位の尺脈は両尺とも沈できちんとした脈をうっており、根のあることを示している。また先生のお話では不整脈は若いときからあったとのことである。根のあることはその人の生命力があることであり、上部がどのように揺らいでもしのげるので、「大丈夫です。一ヵ月間、行ってこれます」とお答えした。その後、先生からは何の音沙汰もなかったが、人づてに無事、ドイツでの講習を終え、帰国されたとの知らせを受けたので、安堵して先生のことを気にかけることはなくなっていた。

ところが、昨年（一九九五年）二月に突然、来院され、帰国後の生活環境の変化（ご夫人のご病気）とご自身の体の不調をおっしゃられた。それは主に、①二週間ほど前から的が二重に見えるようになったこと、②体重が減って疲れがいつまでもとれないこと、③食欲はあるがすぐに満腹になり、眠くなること、であった。

脈を診たところ、両尺脈の沈脈がほとんどなく、特に左の尺脈は消えていた。そこで先生に二月と三月はなにもしないで体を休め腎気を増やすようにしなければ、体のどこかに器質的な病変を引き起こす可能性があることを申し上げた。と同時に人を介して筑波大弓道部の関係者に先生に仕事をさせないように連絡をとった。

四月末と五月始めにまた来られ、ここ二ヵ月間、早大弓道部の東伏見への移転や弓道連盟の人事問題で多忙を極めたとおっしゃられ、胃の調子が良くなく体重が七キロやせたことと、背中の筋肉が疲れることに併せて、最近、左の肋骨下に硬さがあるのだが、これは弓の引きすぎのせいだろうかと質問された。脈では両尺の沈脈はあいかわらずほとんどなく、さらには右関の沈脈もなくなっていた。また舌苔は一部に黄腐苔の仮苔がみられるが、あとは無苔に変化していた。これは脾胃の陰が絶え胃気が損傷していることを示している。したがって左肋骨下の固定した硬結は「肥気」とみるべきで、脾腎両虚の治療を行うと同時に、大病院で至急、この硬結を診てもらうようにお話した。

暫くして、膵臓病のため川口市の病院に入院されたという連絡が入った。七月末に一度、お見舞いに伺った。

脈は相変わらず右関脈が沈で打たず、脾絶の状態は変化していなかったが、点滴による栄養補給のせいか、腎脈はすこし持ち直していた。

このまま腎を旺盛にしていけば脾絶は改善できなくても、命は永らえることができるのではないかと考え、退院後は針治療を行うことにして、とりあえず入院中は、健康サンダルをはいて院内を散歩することと、腎経の原穴太谿穴の所を揉むようにお勧めした。

その後、先生のことを気にしながらも、日常の煩瑣に追われて日を重ねるうちに、訃報に接してしまった。

三十年前、大隈講堂裏手の弓道場で、学生であった私に弓の手ほどきをご教授なされた時の、凛然とした佇まいで弓を引かれるお姿を忍びつつ、心からのご冥福をお祈りいたします。

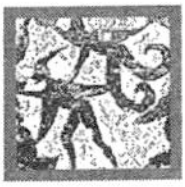

肝は疏泄を主る

昨今、どの中医学書も、臓象の肝の説明では、肝の第一の生理機能を「肝は疏泄を主る」こととし、その具体的内容として、①全身の気機の調整　②脾胃の運化機能の促進　③情志の調節の三つを挙げている。

ところで、これらの書では他臓の生理機能が『内経』に基づいて説明されているのに対し、「肝は疏泄を主る」ことに関しては、その拠り所となる古典があまり明示されていない。

肝の「疏泄」作用についての定説化は一体、いつごろなされたものなのだろうか。『内経詞典』などを見てみると少なくとも『内経』や『難経』といった古代中国の医典には、肝に関して疏泄といった表現は出てこないのだが。

確かに時代が下って明清代になると、「肝は疏泄を主る」ことが種々の医書に見られるようになる。例えば①に関していえば、清代末期に周学海が『読医随筆』の中で、「凡そ臓腑十二経の気化は皆必ず肝胆の気化に借りて以てこれを鼓舞す」と記しており、②については清代の唐容川が記した『血証論』に「木の性は疎泄を主る。食気の胃に入れば全て肝木の気に頼りて、以てこれを疎泄す。而して水穀乃ち化す。もし肝の清陽昇らずば、則ち水穀を疎泄することあたわず」とあり、脾胃の運化を助ける肝の働きについて記されているが、いずれも『内経』や『難経』からはるか離れた後世の代物である。

『霊枢』本神篇の「肝は血を蔵す」、『素問』五臓生成論の「人臥すとき血は肝に帰す」にみられるように、『内経』の時代には肝の主な働きは「肝蔵血」であると認識されていたのではないだろうか。

これは肝が血と密接な関係を持ち、血を蓄えること、及び全身の血流量を調節する役目を主に担っていることを示したものである。後に「精血同源」の説が出され、肝血と腎精の間の互換性が叫ばれたが、これも血に関与する肝の機能から逸脱するものでは決してない。

要するに『内経』の時代には、肝は血と関わり、血を通じて全身の気機に作用すると考えられていたのであり、血と切り離した所で全身の気機への関与を主張していたのではなかったはずである。

『内経』では「諸気は皆、肺に属す」（『素問』五臓生成論）とあるように、全身の気機を支配する臓器として肺が考えられていたのではないだろうか。そしてこれは呼吸と連動して体験的に把握されていたものであることは、気功の六字訣などで明らかである。卑見を挾めば、筆者もかって故村木弘昌氏に「丹田呼吸法」の手ほどきを受けたことがあるので、肺と全身の気機の関連性のほうがはるかに分かりやすいところである。

ところが何時のころからか、肝に疏泄機能が付与され、さらに『中医臨床』六十四号の「臓腑弁証の学習ポイント二　肺病弁証」の「気機の調整は肝、……肺は従属的に関与している」にみられるように、近年では肺はその地位も奪われてしまっているのである。ここでは紙面の関係上、一つのことに絞って検討してみよう。つまり、肝が血を介せずに全身の気機を支配できるという考えが、定式化したのは何時ごろからなのかということである。

一九五八年に中国衛生部の指導の下に南京中医学院が中心となって出版した『中医学概論』（邦訳は『中国漢方医学概論』）の蔵象の肝の項では、①肝は血を蔵す、②肝は将軍の官であり謀慮をつかさどる、③肝と筋および爪の関係、④肝と目の関係、の四つの表題を立てて説明を加えており、肝が疏泄を主ることはその中にふくまれていない。本書は劉燕池教授の話

(『中医臨床』五十八号「中医学基礎理論教材の変遷」)によれば、中医学の各種教材の基礎を築いたものであるとされる。とするならば、その当時の中国中医学界の最大公約数的認識と考えてよく、「肝は疏泄を主る」ことの定式化はそれより以後とみるのが自然である。

この際、「肝は疏泄を主る」ことを脾胃に対する肝の作用に限定し、全身の気機への作用は返上するよう将軍の官に申し入れては如何であろうか。

元神の府

『霊枢』海論に、「脳は髄の海と為す」、「髄海に余り有れば、則ち軽勁多力にして自ずから、其の度を過ぐ、髄海足らざれば、則ち脳転じ耳鳴り、脛痠《しび》れ眩冒して目は見る所なく、懈怠《かいだ》して安臥す」とあるように、『内経』の時代、脳は髄海であり、その作用は肢体の運動を円滑に維持し、耳目をはっきりさせることだと考えられていた。つまり脳は運動と五官の働きに関与した奇恒の腑であり、『霊枢』経脈に「人の始めて生ずるや、先ず精を成し、精成りて脳髄ず」と記されているように腎に蓄えられている腎精がその物質的基礎であった。

その時代、人間の感情や意識はどの部分で行われているとされたのであろうか。「心は神を蔵す、肺は魄を蔵す、肝は魂を蔵す、脾は意を蔵す、腎は志を蔵す」(『素問』宣明五気)や、「人に五臓ありて五気を化し、以て喜怒悲憂恐を生ず」(『素問』陰陽応象大論)、「胆なる者は中正の官、決断焉より出づ」(『素問』霊蘭秘典論)など、『内経』の随所にみられるのは、感情や意識の五臓への帰属性である。なかでも心は、「心なる者は君主の官なり、神明焉より出づ」(『素問』霊蘭秘典論)、「心なる者は五臓六腑の大主なり、精神の舎る所なり」(『霊枢』邪客)とあるように、精神活動に対する統括的役割を担っている臓器と認識されていた。

はるかに時代が下って明清の時代になると、脳に対する考え方が変わってきた。その鏑《かぶら》矢が明代・李時珍の「脳は元神の府たり」(『本草綱目』)であり、さらに金正希の「人の記性は皆な脳中に在り」(『本草備要』)といった主張が前面に登場してくる。清代になり、王清任がその著『医林改錯』のなかで、人間のひらめきや記憶といったものは心にあるのでは無く脳にあるのだと唱えるに至って、五臓に振り分けられていた精神活動の、脳への置き換えは完成する。このことに関して、石田秀実先生の『中国医学思想史』（東京大学出版会）はつぎのように記している。「李時珍や喩昌らが……説くのは……唐宋以後の内丹説にもとづくものである。体内をあまねく流れるこうした神・神気の宿り場として脳があるという説と、金聲らが伝えたヨーロッパの説とが混じりあったかたちで登場するのが王清任の説なのである」

精神活動を脳に帰属させたことが、人体に対する認識の深化かどうかは別にして、明らかに質的な変化をもつものであることは確かである。少なくとも、それまでの、例えば、「心気盛んなれば……喜笑休まず……則ち宜しく之を瀉すべし、心気不足なれば……善く憂悲す……則ち宜しく之を補すべし」（『諸病源候論』）といった五臓に帰属させた治則・治法の体系は、当然、脳を視野においた補脳法や醒脳清神法などに取って代わらなければならないからである。

しかし、現行の中医学書では、神志病に対する治療は、「痰迷心竅」や「心腎不交」、「肝火上炎」、「腎精不足」など従来どおり、心や肝腎を中心にたてられており、脳を対象にした治則・治法の体系は造られていない。

それでいて、臓象の「奇恒の腑」の説明では、脳の生理機能を「精神思惟を主る」とする。

ここには少なくとも二つの問題が存在する。一つは、現行中医学書における臓象の他臓の認識が『内経』時代に基づいたものであるのに対し、脳の働きを精神思惟とする認識は明清と、はるかに時代が異なり、しかも『内経』とは矛盾するものなのに、なぜ、書中、同一レベルで扱っているのかということである。つまり、脳についての記述は何よりもまず『内経』時代に立脚したものにすべきであり、脳の精神思惟への関与は、歴史的事実としての記載に止めるべきものであるのにである。

もう一つは、現行の中医学書を編纂した人々はなぜ、脳の精神思惟を持ち出すのかということである。これに対し、一九五八年に出版された『中医学概論』(南京中医学院編著)では、脳の働きを肢体の運動と五官の働きに限定しており、思惟活動には全く触れていない。同書は中国衛生部の指導の下に作られた最初の国家レベルの教科書であり、日本でも『中国漢方概論』と題して中医学を学ぶ人に広く読まれた書であり、私自身の中医学との出会いも本書であるが、本書と昨今の中医学書のこの食い違いを中国の中医関係者はどう見るのか、是非、教えてもらいたいものである。

歯痕の象

『中医臨床』六十六号に掲載された戴昭宇先生の「症例を中心にした弁証のすすめ方」を、興味深く拝読した。同氏の論述には、中医学の教科書を踏まえつつも、それをドグマチックに展開するのではなく、実際の臨床状況を優先させて弁証を進める柔軟性が感じられる。なかでも舌の歯痕についての同氏の「舌やや胖、歯痕の所見は、脾気虚・脾陽虚にみられることもありますが、湿邪が盛んな場合にもみられることがあります。他の脾虚の症状がみられていないので、この患者は虚証ではなく実証といってよいでしょう」という見解は大いに参考になった。常々、中医学教科書の歯痕に関する記載は、実際状況と食い違っているのではないかと疑問を抱いていたので、それが氷解したような爽快感を覚えた。

舌の歯痕について、多くの中医学書は脾虚によるものとしている。例えば広州中医学院主編の『中医診断学』（中医古籍出版社）は「一般に舌に歯印があるのは虚証を主る。脾虚において多く見られる」と記している。中医研究院主編の『中医症状鑑別診断学』（人民衛生出版社）はかなりの字数を費やして歯痕に関する分析を行っているが、結論としては「要するに、舌辺の歯痕の一症は、舌体は多く胖大、舌質は多く嬌嫩である。苔の色がどのような種類であってもその病は全て虚証に属している」とし、常見証候として気虚と陽虚を挙げている。

このような中医学書を座右において、治療に臨み、「胖大・歯痕」をみると、即、脾気虚や脾陽虚と結論づけてしまいがちだが、実際にははたしてそうなのだろうか。私の治療経験ではかならずしも全てがそうとはいかないようである。事実、私自身、毎日、自分の舌を観察しているが、いつも胖大・歯痕であり、その上にはわりと厚い膩苔が生じている。しかし、貪欲な食欲と快便に支えられて、十年このかた病気一つしたことはない。従って、自己診断では、どう見たって、現在までの所、脾気虚や脾陽虚など出てこないのである。それよりはむしろほとんど毎日、寝しなにいささかお酒を嗜むことで、裏が湿盛になっているのではないかと思われる。湿盛は湿困脾になり、さらに脾気が虚し、脾陽不振になっていく筋道からいけば、将来的には脾気虚になることも当然、考えられるが、胖大・歯痕をもって現在即脾気虚とするのはいささか性急な結論ではないだろうか。

毎日、人の舌をみて二十年過ごしてきたわけだが、歯痕にもいくつか種類があることが伺える。一番多いのは風船をふくらませた時の風船のへりのように、膨らんだ歯痕で、舌も当然、胖大となる。これに対し、舌の辺縁に刃物で切り取ったような凹凸が見られるものもある。舌の一部に歯痕が見られる場合もあれば、辺縁全てに歯痕があることもある。また、痩舌で鋸の歯のような歯痕がみられた症例もあったが、この人の場合、そうした舌がみられた後、じきに亡くなってしまった。ちなみに『望診遵経』診舌形容条目（清代末・汪宏撰）には、「舌形の辺に沿って鋸歯のように欠陥するのは、臓気の虚憊であり、不治の症である」とある。

歯痕についてはもう少しきめ細かい分析が必要なのではないだろうか。第一、本に書いてあるように、本当に舌の辺縁に歯形が付いたのが歯痕なのだろうか。疑問をあげればキリがないので、このへんにして、一言だけ言いたいのは、胖大・歯痕は、裏に湿邪が盛んであることを示しているだけで、それが脾の働きの悪さによるものなのか、過剰な湿の摂取によるものなのかは、他の随伴症状や脈の虚実によって判断しなければならず、無条件に脾気虚や脾陽虚と診断してはならないということである。

従って中医学教科書は次のように書き改める必要があるのではないだろうか。

「歯痕に胖大を伴うものは裏に湿が盛んであることを示している。多くは脾気虚や脾陽虚によって湿が内停しておこるが、過剰に湿を摂取しても舌に歯痕・胖大が生じる。痩舌で鋸状の歯痕がみられるのは陰陽気血全ての虚で、予後不良である」

心経の臨床価値

昨年（一九九六年）の夏休み、「臨床において手厥陰心包経と手少陰心経はどのように使い分けたらよいのか、あなたの考えを述べなさい」という宿題を学生に課した。九月に、様々なレポートが寄せられたが、要約すると次のようなものであった。

①心包経は急病を治療し、心経は久病を治療する。
②心包経は心の機能に対して治療し、心経は精神症状を治療する。
③心包経は実証を治療し、心経は虚証を治療する。
④心包経は血証を治療し、心経は気証を治療する。
⑤心包経は三焦経と表裏なので全身の調整が可能であり、心経は血脈を治療する。

授業では、これらの見解を紹介した後、「個人的」と断わって、自分の意見を述べた。

①『霊枢』本輸篇で手少陰脈としているのは心包経であり、同書に少陰心経の五輸穴の記載はない。これは邪客篇の「手少陰の脈独り腧無し」と符合するものである。そして何故無いのかの理由を、邪客篇では、「其の臓堅固、邪容《い》る能わず」だからだとする。
②手少陰心経の輸穴がすべて網羅されるのは、時代が下がって『針灸甲乙経』である。
③『霊枢』経脈篇に記されている心経の所生病は主に外経であり、心包経の所生病は心自体である。さらに『霊枢』邪客篇には、「其の外経病みて蔵病まざる者、故に独り其の経を掌後鋭骨の端に取る」と外経の病変には神門をとることが記されている。
④心の機能は主血、主脈と蔵神である。

⑤以上のことから、心包経は外経と心の主脈機能を主治し、心経は外経と心の主神機能を主ると考えてよいが、実際には私は心包経を主脈と主神の両方に使うことが多い。
確かに人によっては、寝汗には陰郄一穴といったことを主張する方もおられるが、心経と心包経の個々の経穴の効能を比べてみると、心経と心包経はほとんど臨床において違いが無いように思える。それならば心経と心包経のどちらを用いてもよさそうなものだが、私は次の二つの理由から、臨床では概して心包経を使っている。

一つには前腕部の心経の経穴は取穴しにくいことが挙げられる。臓腑経絡の調整は、患者が最もリラックスする仰臥位で行うのが基本だが、仰臥位だと心経は腕を極端に回外か回内しなければ取穴できず、患者に一定の緊張を強いるからである。

もう一つは心経の中心をなす神門から霊道までの四穴が一寸五分の所に犇《ひし》めいていて、それぞれ五分しか隔たっていないのに、霊道は五輸穴の経穴、通里は絡穴、陰郄は郄穴、神門は原穴と全く異なる特異性が付与されていることである。ツボは一定の面積をもつものだとすれば、五分は刺針の誤差の範囲であり、ほぼ同一の治療作用をもつものと考えるのが自然である。この点では李鼎氏も『針灸学釈難』（上海中医学院出版社）のなかで、この四穴を「その主治作用は比較的接近している」（六十二頁）と述べておられるが、全く同感である。にもかかわらずなぜ『甲乙経』はこれらのツボを様々な特異性を持つ要穴に仕立てたのであろうか。

『内経』が「手少陰の脈独り腧無し」と記したのにはそれなりの意味があったはずである。それは心が邪を受けないといった蔵象上の認識に基づくものではあるが、それ以上に、心包経が心の治療を担っていることで、心経には心を調整するための腧穴をわざわざ設ける実際上の必要性がなかったことによるのではないだろうか。では何故、魏晋南北朝時代に心経に経穴が置かれ、しかも五分の距離に種々の要穴を配列したのであろうか。『甲乙経』や『脈経』は心を帝王に準《なぞら》えている。これは『内経』には見られない表現である。想像を逞しくすれば、『甲乙経』の時代に、心もしくは心腎を中心に臓腑論を展開した学説か流派が存在し、心の人体における地位を高め、先天の本の腎と同格にするために、腎経の循行する内踝後方と対応する手関節尺側の所に、腎経の太谿(原)、大鐘(絡)、水泉(郄)、復溜(経)と類似するツボ群を置いたのではないだろうか。したがって、そこにはおよそ臨床とはかけ離れた作為が感じられるのだが、諸賢はどのようにお考えであろうか。

肺と大腸

昨年の夏（一九九六年七月）、クローン病の人（二十二歳、男性、学生、未婚）が治療を求めてきた。前年（一九九五年）十二月から発熱など体の不調を訴えていたが、一九九六年五月に某大学病院で、下痢、発熱、膝などの関節痛の症状及び大腸鏡検査などに基づき、疑クローン病との診断が下った。同病院に入院して絶食療法を受け、当院に来た当初も朝と昼は病院支給の治療食をとっていた。

鼻頭や小鼻、口の周辺にふきでものが多数見られる。舌は形状は正常であるが、紅舌で厚い黄膩苔が全面を覆い、特に奥に行くにしたがって苔は厚みを帯び、辺縁に沿って奥の方まで紅点が認められる。脈は浮数実であるが、右寸部が沈で弱くなる。腹部は天枢付近に硬結がある。胸が薄く両側の肋骨の下部が凹んで、小児喘息を起こしやすい形状（起こしたことはないとのことであるが）をしている。問診では、①元来、腸が弱く下痢しやすい、②アレルギー性鼻炎、③一昨年（一九九五年）に非結核性痔瘻の手術をした、④子供のころ扁桃摘出と膀胱膿瘍に罹った、などが明らかになった。

小鼻・口周辺のふきでものや舌象は腸胃に湿熱がつよく停滞していることを示している。しかし、この人はすでに二ヵ月以上前から、絶食などの食事療法をしているわけで、「脾胃の湿熱は六淫湿熱か飲食不節である」、「大腸の湿熱は全て脾胃の運化と関連する」という中医学の常識からすると、湿熱が飲食の形で外部から入ってこないのに何故、まだ湿熱が腸胃特に大腸に停滞しているのか、今ひとつ合点がいかなかった。

脈象や胸の形態は肺気虚を示している。これとクローン病は関係ないのだろうか。大腸の湿熱は多くは脾胃と関連するが、肺と結びついたものもあるのではないだろうか。また前年の痔瘻も今回のクローン病と関連しているのではないだろうか。

肺と大腸の繋がりについて、昨今の中医学書はあまり重きを置かないようで、通り一遍のことしか書いてないが、日本の治療家達は古来、肺と大腸の間に存在する密接な関係を問題にしてきた。

たとえば、経絡派針灸の旗手であった竹山晋一郎氏は若い時分、下血が何年も続き、方々の医師にかかっても一向によくならなかったが、森道伯先生の治療を受けてから、快癒し、それが彼を東洋医学と結び付けるきっかけとなったと自伝（「私の中の漢方」）のなかで述べている。その時、長く服用したのが「清肺湯」であり、同氏が下血に何故肺なのかと質問したところ、「腸と肺は連絡があるから」と森道伯先生は答えたという。

また、森田療法の創始者森田正馬博士は著書『生の欲望』のなかで、十九歳の一人息子が肛門周囲炎で、病患部の全摘出手術を行ったが、自分や懇意の内科医が気に病んだ「痔瘻を手術すると肺病にかかる」という世間の言い伝えどおり、翌年、肺を病み、極度の衰弱から亡くなったと記している。

確かに古典的にも、『難経』四十四難では、肛門を魄門と呼び、肺気の出る所とみて、肺と関連づけた見方を示している。こうしてみてみると、大腸は脾胃の支配を受けているだけでなく、肺との繋がりも密で、大腸の病変には肺と関連したものも存在し、この人の場合もそれに該当するのではないかと思われた。

そこで、彼に次のように話した。「貴方の病気の直接の理由は、大腸に湿熱が停滞していることで、その湿熱が強まると、下痢だけでなく、下焦から足に注ぎ、膝や足首の関節痛を引き起こす。従って、直接的治療は腸胃から湿熱を除くことである。しかし、この病気の本当の理由は、肺の働きの悪さなので、根本的には、肺を治さなければならない」。

週一回のペースで通院してもらい、足三里や上巨虚、太白、天枢、胃兪、大腸兪といった腸胃の湿熱を除くツボを取ると同時に、尺沢、膻中、肺兪穴に毎回、刺針した。治療は今年三月末まで続いた。その間、クローン病の症状は全く出なかった。また今年二月末の大腸鏡検査でも下行結腸付近の潰瘍がよくなっており、当方の四診上の所見でも大分、改善がみられた。そこで、現在の所は、一応、治療を終了している。

祝・間中賞

これまで風邪ひとつひいたことがないことをいいことに、毎日、不摂生を続けたせいか、この六月（一九九七年六月十八日）、いきなり急性心筋梗塞を患ってしまった。鼠蹊部からのプレッシャーワイヤーによるステント挿入とバルーンの緊急手術を施され、病床に臥していた時、畏友新村勝資先生のお見舞いを賜り、先生が土屋憲明先生と共同で著した『古典に学ぶ鍼灸入門』（医道の日本社刊）が、今年の「間中賞」を受賞できた旨、報告を受けた。

この本が出版された時、版元から私の所にも一冊、送られてきた。一見すると、大学入試用の漢文教材に似て、さして興味が持てる本でも無いようなので、パラパラとめくって、暫く傍らに放置しておいたが、せっかく頂いた本だから、お礼の意味も兼ねて書籍紹介か書評でも書こうと考え（大変失礼な話なのだが）、よくよく精読してみると、本書には筆者たちのある種無限の意志表示が感じられるのである。

新村先生たちは何故、この本をお書きになったのだろうか。本書の後書きは極めて控えめに「針灸師のための古典解読の手引き書」を作ったと記されている。これは表面的には、日本の針灸師に対し、もっと古典に親しんでもらいたいという筆者たちのメッセージである。しかし、『内経』や『難経』、『傷寒論』などに限って言えば、日本の針灸師や湯液家は、これまで微に入り細をうがつ形で掘り下げた検討をしてきたのであり、今更、城攻めの雲梯をつくる必要があるのだろうか。どう考えても、筆者たちの真意は、針灸師一般に対し、「もっと古典を読め、そのためにはこの道具を使え」と呼びかけているのではなさそうである。それよりは、自分達の臨床治療が一体、中国医学の長い歴史のなかで、どのような位置を占めているのか、すなわち中国医学のなにに基づき、なにを継承し、これからどのように発展させるのかを確認するために、本書は書かれたのではないのか。だからこそ、『素問』からはじまり、清代王清任の『医林改錯』まで、実に二千年の時間の経過を自らの意識のなかに取り入れた古典の選択がなされているのである。

それは歴史をある時代で切り、それ以前の書を聖典として金科玉条とする一部の訓詁学的発想に対する痛烈な批判を含んでおり、中国医学を総体としてとらえていこうとする著者たちの基本的姿勢に基づくものである。

だから『医道の日本』にあてた書評で、私は「必要性から出発して、道具をつくり、さらにその道具によって先に進み、自分の針灸臨床を歴史の流れのなかに相対化する、その第一歩が本書」であると記した。

かって、私は仕事上の必要から、香川修庵の『一本堂行余医言』の現代語訳に取り組んだことがある。彼は臓腑経絡説を強く排斥した後藤艮山の高弟で、古方派の創設者の一人に挙げられる人物であるが、『内経』や『難経』をはじめとして実に多種の中国医学古典を読みこなして同書を書いているのである。江戸時代の医家は、「内経医学」を排して『傷寒論』から実用的な処方だけを用いたといわれる古方派にしても、素養としては誰もが当然の如く、医学古典の学習に勤《いそ》しんだのであり、その上でその肯定なり否定なり自己の見解を、臨床を通じて明らかにしているのである。

こうしてみると、新村先生と土屋先生が本書を書かれた真の目的とは、江戸時代の香川修庵が中国医学古典の学習から新たな臨床医学を創りだしたように、将来にわたって、中国医学の膨大な古典を自分達なりに総括し、現代のニーズに則した新たな針灸医学の体系を創りだす、その端緒とすることにあるのではないだろうか。

それはもし、両氏によって今後も持続されていくならば、あたかも楊継洲が家伝の針灸臨床に基づき、それ以前の針灸学書に注釈を加え、『針灸大成』を書きあげたことによって、針灸学の発展に新時代を切り開いたことにも匹敵するような針灸の歴史上に残るものが創られていくであろう。

そうした可能性を鑑みる時、本書が「間中賞」を受賞したことは当然のことである。両氏の今後のご活躍におおいに期待する。

刺針の深さ

どの経穴にはどのくらい針を刺すのかについて、針灸の古典は、はっきりとその深さを明示している。例えば、よく使用されている大腸経の合谷穴を挙げてみると、『針灸甲乙経』には、「刺入三分、留六呼」となっており、後世の『銅人腧穴針灸図経』『針灸大成』『類経図翼』『医宗金鑑』なども、すべて右に倣え式に同じ表記がなされている。丹波康頼が著した『医心方』が「針入るること三分。留むること六呼」、江戸時代中期の『鍼灸重宝記』が「針三分留ること六呼」と記しているので、日本でも同様の認識がなされていたと考えてよい。

この三分の深さが毫針の針体の長さに基づいたものであることは異論がないところであろう。『霊枢』九針十二原篇には「毫針、長さ三寸六分」とあり、『鍼灸医学源流考』（藤木俊郎著）の「前漢の鍼の長さについて」では、毫針の針体を一・〇寸とし、戦国寸の一・八センチをそれにあてていることに従えば、三分の深さは大体五〜六ミリぐらいとなる。各時代で尺寸の長さの基準は変化しても、その人によってそれぞれ尺寸の長さの異なる骨度法ではなく、いずれにしろ決まった長さである。

合谷の三分の深さとは何を意味しているのだろうか。三分が一番治療効果の高い部位ということなのだろうか。それとも合谷では最大三分の深さまで刺入してよいということなのだろうか。それとも三分の深さから治療効果が現れるということなのだろうか。

『素問』刺要論の「病に浮沈ありて、刺に浅深あり」のように、『素問』や『霊枢』には病位、病性、体質、時候などによって、同じツボでも刺針の深さを変える必要性が諸々に記されている。このことと、三分という固定的な深さの規定はどのように関連するのだろうか。

そこで、暴論の誹りは覚悟の上で、このように考えてみた。この三分は刺針における深さの基準であり、これより浅い部位への刺入は浅刺であり、これより深く入れる場合は深刺であると。

つまりこの三分の深さとは、脈診の浮中沈の中脈と同様、脾胃の部で、営気の流れている部位であり、三才でいうならば人部に当たる部位なのではないだろうか。これより浅い部位は、五臓との相応関係では心肺の部で衛気の流れている領域であり、深い部位は腎肝の部で穀気の流れている地部と考えるならば、『霊枢』終始篇にある「一刺則ち陽邪出ず、再刺則ち陰邪出ず、三刺則ち穀気至る」という、刺針の深さによって治療目的を変化させることと符合し、それを各ツボの側から示しているものといえると思えるのだが。

現在の中医学書の表示は、どの本もすべて「何分〜何寸」と幅をもたせてある。前例の合谷では、「直刺で〇・五〜一寸刺入する」（『針灸学』［経穴篇］東洋学術出版社刊）といった類である。この幅は、素直に考えれば、老若男女肥瘦の違いや病気の違いに基づいて、合谷で所定の治療効果を挙げるために設定された幅であろう。

しかし、ここでは二つの問題点がある。一つは古典にある三分という固定的深さと、幅を持たせた表記がどのように兼ね合うのかが明らかではない。方々の中医学書に当たってみたものの、その点に関してのきちんとした説明は見当たらない。もう一つは深さが統一されておらず、本によってまちまちである。例えば『中国針灸大辞典』（張大千著）では直刺〇・五〜〇・八寸であり、過激とされた文革時代の『赤脚医生針灸手冊』（陝西人民出版社刊）では、むしろ〇・三〜〇・五寸と控えめな記載になっている。記述者たちのそれぞれの経験に基づくものとしても、それらを見て臨床に役立てようとする日本の針灸師にとっては混乱を招くことは必定である。

翻って、日本の針灸書には深さについて記載されていないのはどうしてなのだろうか。

古くは本間祥白先生の『鍼灸實用経穴学』を筆頭に、近年では針灸学校の教科書として編纂された教科書執筆小委員会の『経穴学』や『経絡経穴学』にしても、いずれの経穴書もどのくらいの深さに刺入するのかが記述されていない。これでは針灸学校の学生はどのくらいの深さに刺せば効果があるのか、面食らってしまうのではないだろうか。各流派で用いる深さが異なるなら、せめて諸説を併記してもよいと思われるのだが。何故、記載しないのか、その点について、教科書執筆小委員会の方々に是非、お聞きしたいものである。

尿の生成

現在の中医学書ではいずれも尿の生成に関して、肺から三焦を介して腎に送られた津液のうち、不要なもの（濁中の濁）は、腎の気化作用で尿に変化して膀胱に送られ、膀胱の固摂作用で蓄えられた後、膀胱の気化作用で排泄されると記されている。これは実に、西洋医学かとみまがうばかりに整理された水液代謝のメカニズムである。

ところが、ちょっと前（中医学が日本に入ってくる前）までは、日本では、膀胱と小腸がつながっていると考えられていた。すなわち、本間祥白先生言うところの「小腸より滲出した水分は膀胱にふたたび滲透し、ここに貯えられ、時を得て尿として排出され、……膀胱の膜には皮膚の汗腺のような小孔があって、これより（水分は）入る……」（『経絡治療講話』）が尿の生成に関する一般的見解であった。個人的経験になるが、四半世紀前、それまで浅薄な医学知識しか持ち合わせていなかった私が、針灸学校の授業で、膀胱と小腸の関連を教わった時に味わった極めて奇異な感じを今でもはっきりと覚えている。ちょうどそのころ、「甚だしきは飲食は先ず肝に受け肝より脾に伝へ脾より胃に送るなど無稽なる妄説を唱ふるに至れども一人これを怪しみ実に就いて質んとするものなく古今帰一の書なく空く数百載を過し来るは何事ぞや」等々といった杉田玄白の『形影夜話』を読んだことも影響して、「これだから東洋医学の臓腑論は駄目なんだ、経絡を離れたら東洋医学の臓腑論は全く意味の無いものだ」と、一時期、臓腑に関してはかなり否定的に考えていたことがある。

しかし、この見解は決して日本独自で考えだされたものではなく、中国医学を歴史的に見ると、尿は闌《らん》門から滲みだした水分が膀胱に入って生成されるとするのが、一般的見解である。古くは『霊枢』営衛生会篇の「(水液は)廻腸より別れて膀胱に注ぎ滲入す」あたりまで逆上ることができるが、より具体的には、明代の『類経図翼』(張介賓)が図入りで分かりやすく説明している。「膀胱は十九椎に当たり、腎の下・大腸の前に居す。下口が有って上口は無い。臍の上一寸の水分穴の所が小腸の下口であり、乃ち膀胱の上際に当たる。水液は此より廻腸を別れて、気に随って泌滲して入る。その出る、その入るは皆気化に由る。入る気が不化であれば水は大腸に帰して泄瀉となり、出る気が不化であれば下竅を閉塞して癃腫となる」

中医学が尿の生成を小腸―膀胱系統から腎―膀胱系統に切り換えたのはいつごろなのだろうか。清代の王清任も「水液は出水道から滲出し、膀胱に沁入(滲入と同義)して化して尿になる」(『医林改錯』)と旧来の説を唱えていることからみると、それよりさらに近代と見てよいだろう。民国十年(一九二二年)の「序言」を付した謝観著『中国医学大辞典』の「膀胱」の項が、「腎臓が分泌した尿は輸尿管を経て膀胱に入る」と西洋医学の立

診と多少異なるところもあるので、若干の説明を必要とする。まず脈状診では、浮沈、遅数、虚実の六祖脈だけは絶対に間違わないように心がけている。さらにその上に弦とか滑といった、多少、主観の混じる脈が二次的情報として加味される。脈状は直接的には、診察時点での臓腑経絡の気血の状態を示す。たとえば走った後は浮数実になるなどである。したがって、脈状は絶えず変化するものである。

これに対し、六部定位（寸口脈六部）の浮中沈の三候では、主に五臓の状態が判断できると考えている。正に山下詢先生が『脈診入門』（医歯薬出版）で批判するところの「臓腑系脈論」に立脚しているわけだが、医学古典で展開されている脈論と食い違った独自の（むしろ勝手な？）部分も存在する。

「臓腑系脈論」では、六部定位は三焦を投影したものであり、三焦に内包されている五臓の状態をうかがい知ることができる（寸で心肺、関で肝脾、尺で腎）とする。さらに、肺、脾、腎陽は体幹の胸腹部にあり、心、肝、腎陰はその奥で体幹の背部に近い部分に位置するという、三焦における五臓の位置関係の違いによって、右の寸で肺、関で脾、尺で腎陽、左の寸で心、関で肝、尺で腎陰を候うという六部定位の左右の臓腑配当が生じたのであろう（この配当に関しては、右手は気で陽、左手は血で陰といった陰陽理論が先行したのではなく、古代の中国人は経験的に、寸口部の左右で五臓のそれぞれの状態がわかることを知ったと思うが、いかがであろうか）。

ここまでは、『瀕湖脈学』などとさして違いがないのだが、私の場合は、浮沈ともに五臓の状態（右の尺の浮脈で胞宮や大腸を判断することはある）を候う。すなわち、浮でその臓の働き（陽）を知り、沈でその臓が蓄えている精（陰）の状態をみるのである。

したがって稲垣先生の場合も、「脈を診たところ、両尺脈の沈脈がほとんどなく、とくに右の尺脈は消えていた」という状態は、腎の陰陽両虧《き》を示し、さらには「右関の沈脈もなくなっていた」というのは、脾胃の陰が絶えたことを表わしているのである。とすると、浮沈では沈脈が非常に重要になってくる。とりわけ尺脈の沈脈の有力か無力が生命の存亡を決する（神・胃・根の根）。

こうした脈の診方を初めからしていたわけではない。きっかけは、長く通院してきた筋ジストロフィーと多発性硬化症の患者の脈が、どちらも左関の沈脈がなく、それでいて両尺は浮沈ともにしっかりとした脈を示しており、それがなぜなのかを考えた時からである。その後、肝血虚で肝が筋を養えないことから起こる、さまざまな難治性の運動器疾患では、往々にしてこの脈が現われることが確認でき、このことから敷衍すると、六部定位が五臓の実質と機能を示しているとみるのが、一番妥当であると思わざるをえないのである。したがって、脈状は絶えず変化しても、臓腑の本質を示している六部定位の沈脈は、経絡派がいうような、治療の前と後ですぐに変化するなどということはありえないと考えている。逆にいえば、治療を重ねていくなかで、六部定位の沈脈がよい方向に変化することが、本治の治療が当を得ていることの証左になるのである。

爾来、六部定位脈診は、私の治療において、同じく五臓の状態を示す舌診とともに、証を決定するうえで重要な位置を占めるようになった。

経絡治療の比較脈診は『難経』などをベースにしたものであるかのようにみえて、その実、昭和初期までしか遡上できない（雑誌『内経』九十四号山口秀敏著「六部定位診について」を参照のこと）。それにもかかわらず、現在、日本の古典派針灸の唯一の脈診法のごとく存在していることが問題である。このことが逆に四診における脈診の正当な位置をねじ曲げてしまい、ひいては日本針灸の発展にとって、むしろ阻害要因にもなりかねないのである。

われわれは古典と臨床を通じて、再度、本来の六部定位脈診は、体内の何をうかがうためのものであるのかを、明らかにしていかなければならない。

楚人の法

「楚人」という語を耳にした時、中国人はどのような感じを覚えるのだろうか。楚とは現在の長江下流域で湖北省や湖南省の辺りを指していると思われるが、「わが楚は蛮夷である。中国の爵号や謚《おくりな》とは無関係である」（『史記』楚世家）と周の夷王時代に熊渠（楚の支配者）が唱えたように、古代中国にあっては、楚人は漢族と民族的にも異なっていたのかもしれない。

楚といえば誰でもが項羽を思い浮かべるであろう。司馬遷の『史記』では、五帝と並べて「本紀」に項羽を記しており、敗戦の将としては破格の扱い方をしている。彼は漢の劉邦と覇を争い、一敗地にまみれたのだが、史書は勝者に都合のいいように書くのが世の常であり、当然ながら「秦の兵卒二十余万人を新安城の南に穴埋めにして殺してしまった」

とか、「咸陽をほふり、投降した秦王の子嬰を殺し、秦の宮室を焼いた。その火は三日の間燃えつづけた」等々、項羽の残忍さがそこには強調されている。と同時に彼には、「楚人沐猴而冠」（楚人項羽は人間の服を着ているが、その実は冠をかぶった猿公だ）といった評価がなされている。これは項羽個人に対するものではあるが、さらには楚人全体に対する中原の見方でもあるだろう。楚筆は拙筆、楚鳳はつまらない物を宝にすること、楚館は妓楼、楚毒は苦しみと、楚の付く言葉を幾つも並べてみると、どうも楚人や楚国という響きの中には、野暮、野卑、野蛮といった感じを受けるのだが。

楚人という語は中国の針灸古典にも登場する。私たちが日常茶飯に用いている灸頭針（中国では温針灸という）がそれで、『針灸大成』（楊継洲）では、高武の『針灸聚英』を引用して次のように記している。

「王節齋曰近有為温針者、乃楚人之法。其法針穴上、以香白芷作円餅、套針上、以艾灸之、多以取効。然古者針則不灸、灸則不針。夫針而加灸、灸而且針、此後人俗法。此法行於山野貧賤之人、経絡受風寒致病者、或有効、只是温針通気而已。……」

王節齋は明代・李梴の『医学入門』によれば、名を綸といい明代の官吏であり、また医家としても活躍した人物である。その著作には『医論問答』や『明医雑著』がある。上の

『針灸大成』の一文は、「温針とはその彼が世に紹介したのだが、もともとは楚人が行っていた針灸法である。昔は針と灸を組み合わせるなどというやり方はなく、このやり方は近頃の通俗的な方法である。山野の貧しく賤しい人たちが風寒を感受して発病した場合には効果もあるが、その効果は温針通気だけのものである」と理解できる。

つまり高武や楊継洲にいわせれば、灸頭針は宮廷などで行われるような、伝統を踏まえた正統な針灸ではなく、中国南方を中心とした民間の針灸法であり、その効果も通気によって血流をよくするほどのものであるということなのだろう。

謝錫亮と許曉琳両氏の共著『灸法』(山西人民出版社)では、灸頭針について、「長年にわたって江浙地方で流行してきたが、現在では全国各地で行われている。この方法には一挙両得の妙味がある。留針の効果だけでなく、針柄に熱を加えることで針体を通じて熱を深部まで入れることができるので、その適応症は非常に広範囲である。南方の一部の針灸家には、ほとんど全ての針に灸を付けて熱し、白針(なにもしない針の意味)は刺さない者がいる」と記し、その適応症に「寒性に偏った風湿疾患、関節の酸痛、涼麻不仁、便溏腹脹などの虚弱の症」をあげている。このことから灸頭針は現在でも中国南方で盛んであるが、中国全体からみると、やはり少数の針灸家しか扱っていないようである。

日本では多くの針灸師が灸頭針を用いている。これはなぜなのだろう。一つ考えられることは、中国針は針柄が長く、多くは針尾は巻柄であるので、灸頭針には不向きであり、灸頭針を行う場合は、灸頭針用の特別な針を必要とするのに対し、日本針は針柄が短くて細く、針根がかしめ固定されているので（かっては半田付けだったが）、どの針も灸頭針にすることができ、また紙巻きの灸頭針用切り艾が普及しているので、手軽に灸頭針ができるようになったということである。

将来の針灸書では「温針は近年、倭人の法となった」とでも書かれるのであろうか。

針灸歌賦

何年か前に、兵頭明先生（後藤学園中医学研究室室長）が、「これからは中国の針灸歌賦を発掘しなければならない」といった内容のことをおっしゃっていたのを、雑誌かなにかで拝見したことがある。その時は、ちょっと気に止めたものの、忙しさに紛れて、頭の片隅にしまいこみ忘れていた。そんな折り、昨年末（一九九八年）の『鍼灸ＯＳＡＫＡ』五十一号の座談会「中医学を臨床に生かす」の中の終了場面「最後に一言」で、再度、針灸歌賦の発掘の重要性を強調されておられるのが、目に止まった。

針灸歌賦というと、私にもひとつ思い出がある。今から二十数年前、当時の上海中医学院に研修に行かれた丹沢章八先生（現全日本鍼灸学会会長）が、天津市中医医院の『針灸配穴』を日本に持ちかえり、ひょんなご縁から私がその翻訳を請け負うこととなった。同書を見ると、そこには、症状に対する配穴、現代医学の疾患に対する配穴の他、歴代の針灸歌賦の配穴も書かれていたのだが、いずれも「蠱脹——三陰交、水分、足三里」といった形で表記されていた。その時は、これでは味もそっけもないなと思い、歴代の針灸歌賦については、「蠱脹——三陰交、水分、足三里」（蠱脹は腹部が鼓のように膨満すること。この三穴を取る場合は、水毒の気が結集して起こる水蠱を指す）といった訳注をすべてに付した（訳書は同名『針灸配穴』で、一九七七年に刊々堂出版社から出版）。

しかし、考えてみれば、針灸歌賦とは韻をふんだり、対になっていたり、五言絶句の形式を模したりしているものの、その骨組みは、「蠱脹——三陰交、水分、足三里」にすぎないのであり、これはあくまで暗唱することで臨床に役立てようとする、実利的目的で作られたものなのである。

針灸歌賦は明や清の時代に盛んに作られた。とくに清代には、新たに六十首もの針灸歌賦が編み出されたように、歌賦の黄金時代であった。また、針灸に関する短編の通俗的な読み物が数多く世に出された。と同時にその時代は、草縄法といった取穴法の複雑さが際立った時代でもあり、一方で高武がかって『針灸聚英』の中で厳しく批判した「血忌、人神、尻神、子午流注」などの針灸理論が幅を利かせた時代でもあった。極論すれば、極めて実用的な歌賦形式の針灸と、難解な針灸理論が分離してしまった時代といえるのではないだろうか。

道光二年（一八二二年）、勅命によって太医院針灸科は永久に廃止する旨が宣言された。この理由を、『中国針灸学史』（寧夏人民出版社）では、①清朝政府の腐敗、②西洋医学の伝入、③重薬廃針派の挾撃、と記している。しかし、事物の変化は内因が主であることからすれば、針灸医学それ自体に滅亡の要素があったのであり、それを助長する外在条件として上記の①～③のような事柄をあげることができるとみるべきである。では、その内因とは何なのか。はっきりしていることは、当時の宮廷において針灸医学が評価されていなかったことであり、それは針灸治療が、当時の統治者にたいし功を奏することができなかったことによるのであろう。

いずれにしろ、これは中国古代針灸が終焉したことを示す象徴的事件といえよう。とするならば、針灸歌賦は中国古代針灸が滅びにいたる、その序章といえないだろうか。

一九九九年第一期の『中国針灸』に南京中医薬大学針灸研究所の徐斌氏が「穴性論」と題した論文を発表しているが、その中に歌賦に触れた部分がある。同氏は「後世の一部の歌賦は腧穴の主治の性質を特に強調した。『玉龍歌』はその代表格である。それは主治をもって穴性に代える傾向を人々に惹起した。……」と、歌賦が果たした否定的役割について述べている。したがって、針灸歌賦の発掘とは、当然、歌賦の中国針灸史上における位置を明らかにした上で、何のために、どのように発掘していかなければならないのかが、同時に示されていなければならず、ただ単に埋もれた歌賦を掘り起こすといったことであるならば、それはわれわれの掌中に、「特効穴」と呼ばれる腧穴の主治が幾つか増えるだけのことにすぎない。

当然、兵頭先生はその辺のことを把握した上で、針灸歌賦の発掘を、今後のわれわれの課題に設定しておられるのであろう。限られた時間と紙面の座談会といった性格からは舌足らずに終わることは止むを得ないことであるが、今後、同氏が歌賦を発掘するための筋道を明らかにしていかれることを期待している。

「効能」と「穴性」

「効能」という言葉に初めて出合ったのは、上海中医学院（現在の上海中医薬大学）が編纂して、人民衛生出版社から一九七四年に出版された『針灸学』だった。私は当時、針灸学校の三年生だったが、授業はもちろんのこと、授業で使用していた経穴学の教科書（医歯薬出版の『漢方概論・経穴編』）でも「効能」に類するものは全く見あたらず、経穴の部位や解剖、取穴法のあとには、西洋医学的病名や症状にもとづく「主治」が書かれてあった。またこの頃、中国から入ってきた数多くの文革期の針灸書（たとえば上海市針灸研究所編『針灸治療手冊』など）にも「効能」の項は記載されていなかった。

したがって、一九七五年からスタートした『針灸学』翻訳の共同事業で、一番、当惑したのがこの「効能」であった。要するに、訳者の側にその概念が全く無かったので、「効能」とは腧穴にとって、どのような役割をもったものなのか、皆目、見当がつかなかったからである。

そこで、翻訳作業の中では、とりあえず『針灸学』の各腧穴に付されている膨大な効能を頭の文字で分類してみた。たとえば「清胃熱」とか「清脳」といった、清の付く効能は全て一ヵ所に集めてみた。そうすると、五十種類に近い「清」の効能がリストアップされたが、そのいずれもが、実熱に対するものであり、「清」とは基本的に各種の実熱に対する治療作用を意味する動詞であり、その後ろにその治療対象が目的語として入っていることが理解できた（『針灸学』刊々堂刊の訳注を参照のこと）。

つまり効能とは、腧穴のもっている作用であり、その作用の結果、その次に記されている種々の主治が可能となるのである。

『針灸学』に記された内庭穴を例にあげてみると、内庭の効能は「清胃泄熱」、「理気鎮痛」で、「主治」は胃痛や急慢性腸炎、扁桃炎、歯痛、三叉神経痛など、様々である。内庭穴の胃腸の実熱を除き、理気鎮痛をはかる作用によって、上記のような各種の病症が治療できるのである。

しかし、この効能はなにによって生じるものなのだろうか。内庭穴が、体幹部の各腑を巡る胃経上にあって、「榮穴」といった要穴に属し、さらには、そこに太い針で浅く刺して素早く抜針したり、点刺による瀉血といった、熱証に対する刺針法が加味されることで、作用が発揮できる、あるいは効果が期待できるものではないのだろうか。

こうして考えてみると、腧穴の効能とは、臓腑経絡系統と針灸手技を結合して抽象化された、腧穴の戦略とも言うべき特性であり、四診によって立てられた証に対応するものなのである。つまり胃痛でも胃熱による胃痛ならば、内庭はその治療作用が発揮できるが、胃の虚寒による胃痛ならば、内庭はあまりその用をなさないと言えるのである。つまり、腧穴の効能とは、臓腑弁証に基づくにしろ経絡弁証によるにしろ、病態に対して、それを証として概括するとき、はじめて意味をもつものであり、「主治」のレベルだけで考えるならば、その必要性は存在せず、まして、西洋医学的な病名を「主治」とした場合には、その必要性は皆無なのである。

『針灸学』の翻訳を通じて、中医針灸学の真髄は弁証論治にあることに気づき、爾来四半世紀、私は、ことあるごとにその完結された形態の優位性を主張してきた。

しかし、この十五年ほど、中国では、「効能」と同じ「清胃泄熱」といった用語を使いながら、それを概括するものとして、「穴性」という言葉が用いられるようになってきた。しかもそれは、一九九九年第二期の『針灸臨床雑誌』に掲載された呉其康氏の「論穴性」によれば、「腧穴の主治作用と効能から帰納したもので、感性的認識から次第に概括して理性的認識まで上昇させたものである」とか、「腧穴学の中で、ひとつの重要な基本学科を形成し、学術上でも次第に『穴性派』が形成されてきた」など、理論的にも人的にも、これからの中国の針灸界でベーシックなものになる趨勢である。

浅学にして、これまで使われていた「効能」と「穴性」の違いがどこにあるのか、私は未だ、理解できないでいるが、「穴性」が「薬性」と同じような認識で、腧穴に備わった特異的性質を強調するものとして、登場したとするならば、わずか半世紀前に、第一世代の老中医が作り上げた、精密な臓腑経絡論に基づく中国針灸の治療体系を、「穴性」が破壊する危険性を孕み、経絡無用論や特効穴療法にまで行き着いてしまうのではないかと、危惧しているのは、私一人だけなのだろうか。

針灸の補虚

湯液ならば、外部注入的な補虚になるのであろうが、針灸では補虚をどのようにするのか、簡略に卑見を述べてみよう。

「補虚とは扶正のことであり、人体の正気が不足している場合に用いる治療原則である。この正気不足には気血津液の不足、臓腑の機能減退が含まれる」（『針灸学』［基礎篇］東洋学術出版社刊）ことを踏まえるならば、補虚とは針灸によって正気を補い、気血津液の不足を補い、臓腑の機能を高めることと理解してよいだろう。この正気とは何なのか。もし正気を、先天の原気と飲食から得られる後天の気の結合した真気と同じと考えると、正気を旺盛にする方法は根本的には、一つは原気を増やすことであり、もう一つは後天の気の原料である水穀の精微を、いかに多く作りだせるかである。唐宋の時代に流行った関元穴への多壮灸は、前者と関連するものであり、『千金灸法』に「若要安、三里常不乾」（若し安をもとむならば三里は常に乾かず）とある足三里穴の灸瘡を絶やさない方法は、胃気を旺盛にするので、後者に帰属する。

しかし虚には、上述のような全体の正気不足を意味するだけでなく、特定の臓腑や五官だけの場合もあるわけで、むしろわれわれ針灸師が日常的に接するさまざまな病症とは、圧倒的にこの部分的正気不足によるものなのである。したがって、その場合の補虚とは、「長寿灸」のように、全体的に正気を補おうとするのではなく、主訴の症状は、どの部分の正気が、何故どのように不足したものなのかなどを四診で分析し、それを証に概括して、部分的に施される補虚なのである。

たとえば、眼精疲労は直接は、眼部における気血の不足の症状であり、眼の酷使などで局所的に気血が不足してしまうことを除けば、経脈や目系を通じて眼に入ってくる経気の不足で起こる。それは何らかの要因で途中の経脈が阻滞して起こることもあるであろうし、臓腑の機能が減退することや、全体的な気血精の不足がその理由になることもある。いずれの場合も、当然、眼部の気血を潤沢にするための局所取穴が行われるが、さらに経脈阻滞の場合には、経脈のどの部分で、何によって阻滞しているのかを明らかにし、その部分への祛寒、破瘀、利湿、瀉火といった瀉実の治療がなされなくてはならない。たとえば頸部の膀胱経に外感の風邪が客して、眼に気血が注がない時は、その部分の邪気を祛うことが、眼に関しては補虚になるのである。

臓腑の機能が減退したり、気血精が欠損したりすることによる場合は、それがどの臓腑の虚（臓腑の精気不足）によるものなのかを弁別しなければならない。そして証が確定したならば、主に臓腑の局所穴である兪募穴や、本経や表裏経の五行穴（五輪穴）中の補穴（輸原穴～合穴）を使って補虚がなされる。

その場合の刺針法はどのように行われるのか。一般的には補法は軽刺激でとか、浅針でとかいわれているが、果たしてそうなのだろうか。このことに関しては、中国歴代の針灸家もさまざまな文言を残している。李鼎氏が『針灸学釈難』の「刺針の補瀉と刺激の軽重との関係はどのようなものか」のなかで、補軽瀉重説と補重瀉軽説に分けて、それをきちんと概括しているので、一読すると、誰もが「補法は軽刺激」といっているわけではないことが明らかである。

私としては、補瀉法と刺激の強弱は別物と考える。とくに「補法は浅針による軽刺激」といった、日本の針灸師の間にある一般通念は払拭し、一度、白紙に戻すべきではないだろうか。

補法は正気を補うことであり、瀉法は邪気を祛うことという原則に立ち返るならば、刺針の補瀉法は、それを実現するものでなければならない。その方法には各人各様のものがあるだろうが、私自身は『霊枢』終始篇の「一刺すれば則ち陽邪出で、再刺すれば則ち陰邪出で、三刺すれば則ち穀気至る」を、腧穴には三層があり、外邪に対しては一番浅層の衛気の領域、内生の邪気に対しては中間の営気の領域、正気の不足に対しては深層の穀気の領域に刺針することと解釈して、補虚では、五行穴（五輸穴）中の補穴に、正気を傷つけないように細い針を使って、三才でいう地部まで深く刺入して、その部で響くようにする。細い針なので、当然、刺入は捻転を加えたゆっくりとしたものになり、抜針はすばやく行う。こうして穀気を動かすことで、臓腑の精気不足の状態を改善し、諸々の虚証の病症を治療することができるのではないかと、密かに考えている。

一生を賭した自らの針灸臨床の中で、この答えを出せるならば、それこそ「夕べに死すとも可なり」である。

『中医臨床』初出掲載号一覧表

無病と長寿を目ざした針灸	Vol.8	No.2	29号
エビか　カエルか？	Vol.8	No.4	31号
水中に坐するが如し	Vol.9	No.2	33号
四総穴歌	Vol.9	No.4	35号
ハリ師のお守り	Vol.10	No.1	36号
太医院針灸科の廃止	Vol.10	No.2	37号
竇漢卿列伝	Vol.10	No.3	38号
内関穴の位置は何横指？	Vol.10	No.4	39号
華佗の役割	Vol.11	No.1	40号
鬼神の類	Vol.11	No.2	41号
馬銜鉄針	Vol.11	No.3	42号
荊軻の徒	Vol.11	No.4	43号
祝由	Vol.12	No.1	44号
串鈴医	Vol.12	No.2	45号
関元の灸	Vol.12	No.3	46号
訳者泣かせ	Vol.12	No.4	47号
三つ目のツボ	Vol.13	No.1	48号
逆気して泄す	Vol.13	No.3	50号
虢太子蘇生の法	Vol.13	No.4	51号
五華	Vol.14	No.2	53号
募穴私考	Vol.14	No.4	55号
弓と針	Vol.15	No.1	56号
兪穴私考	Vol.15	No.2	57号
中医針灸の行方	Vol.15	No.3	58号
新しい日本古典派針灸の創設を	Vol.15	No.4	59号
司馬遷の狂気	Vol.16	No.1	60号
是動病・所生病	Vol.16	No.4	63号
稲垣源四郎先生のこと	Vol.17	No.1	64号
肝は疏泄を主る	Vol.17	No.2	65号

元神の府 ……………………Vol.17 No.3 66号
歯痕の象 ……………………Vol.17 No.4 67号
心経の臨床価値…………………Vol.18 No.1 68号
肺と大腸 ……………………Vol.18 No.2 69号
祝・間中賞 …………………Vol.18 No.4 71号
刺針の深さ …………………Vol.19 No.1 72号
尿の生成 ……………………Vol.19 No.2 73号
私的脈診論 …………………Vol.19 No.4 75号
楚人の法 ……………………Vol.20 No.1 76号
針灸歌賦 ……………………Vol.20 No.2 77号
効能と穴性 …………………Vol.20 No.3 78号
針灸の補虚 …………………Vol.20 No.4 79号

針師のお守り

2000年 8 月22日　　第 1 版　第 1 刷発行
2018年11月 1 日　　　　　第 5 刷発行

■著　者　浅川　要
■発行人　井ノ上　匠
■発　行　東洋学術出版社
〒272-0021　千葉県市川市八幡 2-16-15-405
販売部：電話 047（321）4428　FAX 047（321）4429
e-mail　hanbai@chuui. co. jp
編集部：電話 047（335）6780　FAX 047（300）0565
e-mail　henshu@chuui. co. jp
ホームページ　http://www. chuui. co. jp/

印刷・製本──丸井工文社

　ISBN978-4-924954-58-8 C-3047

浅川要先生　監訳書・訳書・編著

難経解説

南京中医学院編　戸川芳郎(東大教授)監訳
浅川要・井垣清明・石田秀実・勝田正泰・砂岡和子・兵頭明訳
Ａ５判並製　448 頁　本体 4,600 円＋税

中国で最もポピュラーな難経解説書。わが国の『難経』理解に新しい視点をもたらした名解説書。原文―和訓―語釈―現代語訳―解説―各難のポイントを付す。『難経』を読む人の入門書として最適。

針灸経穴辞典

山西医学院李丁・天津中医学院編
浅川要・塩原智恵子・木田洋・横山瑞生訳
Ａ５判上製／函入　524 頁　図 206 点
本体 6,700 円＋税

経穴 361 穴，経外奇穴 61 穴に〔穴名の由来〕〔出典〕〔別名〕〔位置〕〔解剖〕〔作用〕〔主治〕〔操作〕〔針感〕〔配穴〕〔備考〕を示し，ツボに関する必要知識を網羅。重版を重ねる好評の経穴辞典。

中医針灸学の治法と処方

邱茂良著　浅川要・加藤恒夫訳
Ａ５判並製　464 頁　本体 4,600 円＋税

針灸の治療法則を体系的に解説。中医針灸学の骨幹をなす「理・法・方・穴・術」の「法」と「方」に重点を置き，理論と臨床をみごとに結合させた。これによって，針灸分野においても湯液分野と同じ中医学理論を用いた治療が可能になった。証に合った治療方法を簡単に探せる構成。

古典から学ぶ経絡の流れ

浅川要編著
Ｂ５判並製　２色刷　176 頁
本体 2,800 円＋税

東洋医学にもとづく鍼灸治療を志すなら，経絡流注の全貌を把握すべし。『類経』の経脈流注に関連する部分を柱にして解説。鍼灸教育を補完するサブテキストとして。